Maja Schelewsky

Anorexia nervosa
Dieser Jemand in meinem Kopf

Ein auf persönlichen Erfahrungen basierender Ratgeber für Betroffene, deren Angehörige, Interessierte und Fachleute

RATGEBER

für Angehörige, Betroffene und Fachleute

Herausgeber

DVE

Deutscher Verband Ergotherapie

Maja Schelewsky

Anorexia nervosa
Dieser Jemand in meinem Kopf

Ein auf persönlichen Erfahrungen basierender Ratgeber für Betroffene, deren Angehörige, Interessierte und Fachleute

Schulz-Kirchner Verlag

Bibliografische Information der Deutschen Nationalbibliothek
Die Deutsche Nationalbibliothek verzeichnet diese Publikation in der Deutschen Nationalbibliografie; detaillierte bibliografische Daten sind im Internet über http://dnb.d-nb.de abrufbar.

1. Auflage 2023
ISBN 978-3-8248-1311-7
e-ISBN 978-3-8248-9859-6

Mollweg 2, D-65510 Idstein
Vertretungsberechtigte Geschäftsführer:
Dr. Ullrich Schulz-Kirchner, Martina Schulz-Kirchner
Fachlektorat: Tom Leidag
Lektorat: Doris Zimmermann
Layout: Petra Jeck
Umschlagfoto: © Maja Schelewsky
Druck und Bindung:
Plump Druck & Medien GmbH, Rolandsecker Weg 33, 53619 Rheinbreitbach
Printed in Germany

Inhaltsverzeichnis

Vorwort des Herausgebers ... **7**

Vorwort ... **11**

Definition ... **13**
Meine subjektive Definition ... 13
Objektive Definition ... 14

Ätiologie und Krankheitsentwicklung ... **16**
Meine Krankheitsentwicklung ... 16
Ätiologie und Krankheitsentwicklung ... 18

Epidemiologie ... **20**

Symptomatik und Auswirkungen ... **21**
Meine Symptomatik ... 21
Symptomatik und Auswirkungen ... 24
Mögliche körperliche/physische Symptomatik ... 24
Mögliche kognitive Symptomatik ... 25
Mögliche behaviorale Symptomatik ... 25
Mögliche Auswirkungen auf das Umfeld ... 25
Komorbidität ... 26
Differenzialdiagnostik ... 26

Meine subjektiven Therapieerfahrungen ... **27**
Mein Weg zur Therapie ... 27
Meine ambulanten Therapieerfahrungen ... 28
Meine stationären Behandlungserfahrungen ... 29
Meine Ratschläge für 35
... Betroffene ... 35
... nahe Angehörige ... 36
... Vertraute aus dem sozialen Umfeld (Freund:innen, Kolleg:innen, Partner:innen ...) ... 37
... Lehrer:innen; schulisches Umfeld ... 38
... für (angehende) Fachleute ... 39

Therapiemöglichkeiten **42**
Psychotherapie 42
Ergänzende Behandlungsverfahren 45
  Ernährungstherapie 45
  Körperorientierte Therapieverfahren 45
  Ergotherapie 46
Zwangsbehandlung 48
Pharmakotherapie 48
Beratungs- und Selbsthilfeangebote 49
Tagesklinik und therapeutische Wohngruppen 51
  Tagesklinik 51
  Therapeutische Wohngruppen 51

Die Zeit nach der Therapie **52**
Meine Zeit nach der Therapie 52
Behandlungsdauer 53
Prognose 53

Nachwort **55**

Internetadressen/Links zu den Kapiteln **56**

Quellenverzeichnis **57**
Allgemein 57
BMI 57
Pro Ana 58
Erklärung, warum wir bei Hunger schnell gereizt sind 58
Körpertherapie 58
Wohngruppen 58
Rückfallquote 59
Operante Konditionierung 59
Therapie – psychotherapeutische Verfahren 59

Mündliche Quellen **60**

Vorwort des Herausgebers

Anorexia nervosa ist eine unfassbare Erkrankung! Die von dieser Essstörung betroffenen Menschen reduzieren ihre Ernährung so sehr, dass es für sie sogar lebensbedrohlich werden kann. Selbst scheinen sie und ihr Umfeld keinen Einfluss auf die Entwicklung nehmen zu können, denn es fehlt an der sogenannten Krankheitseinsicht. Auch das Verhalten Betroffener ändert sich: Es kommt zu Geheimnissen und zahlreichen Konflikten, bis hin zum Rückzug aus sozialen Situationen. All das sowie das Unverständnis des Umfelds, der Ärger, die Kränkungen und die erlebte Hilflosigkeit verstärken das eigentliche Problem noch. Zusätzlich haben auch gesellschaftliche Schönheitsideale und soziale Medien einen starken Einfluss auf Essstörungen.

Ich hörte einen Podcast, in dem die Autorin dieses Ratgebers – eine angehende Ergotherapeutin – von ihrer Anorexie erzählte. Ich war von ihrer Offenheit und Klarheit beeindruckt! Sie vermittelte mir als Zuhörer durch ihre Authentizität, dass es Möglichkeiten gibt, mit einer Essstörung zu leben. Sie erzählte von ihrer Ausbildung und dass sie damit begonnen habe, einen Ratgeber zur Anorexie zu schreiben. Mein Gefühl war: Niemand könnte besser einen Ratgeber zur Anorexie schreiben als jemand, der selbst davon betroffen ist. Nach dem Podcast habe ich Kontakt zu Maja aufgenommen und konnte auch den Schulz-Kirchner Verlag für diese Idee gewinnen. Entstanden ist ein Ratgeber im wahrsten Sinne des Wortes: Er enthält konkrete Tipps und Ratschläge, die auf eigenen Erfahrungen basieren.

Ich freue mich sehr, dass dieser Ratgeber Realität geworden ist. Er ist sicherlich eine große Hilfe für diejenigen, die unter einer Anorexie leiden, aber auch für deren Umfeld, beispielsweise für Eltern, Partner:innen, Familien, Freund:innen, Lehrer:innen und Therapeut:innen.

Danke, Maja, für Deine Offenheit! Dass Du uns in diesem Ratgeber an Deinem (Er-)Leben und Deiner (Leidens-)Geschichte teilhaben lässt, ist eine hilfreiche Ergänzung zu dem Fachwissen und den weiterführenden Links, die ebenfalls Inhalt dieses wertvollen Ratgebers sind.

Andreas Pfeiffer
Herausgeber für den DVE

Für meine Familie und Joshi, die mir in meiner Krankheitsphase besonders beigestanden haben.

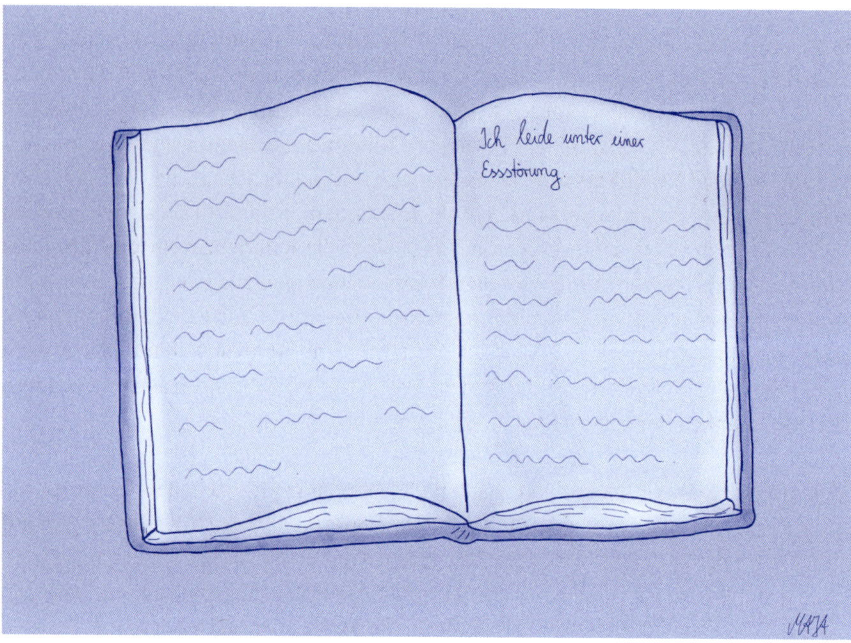
Ich leide unter einer Essstörung.
MAJA

| Vorwort

„Ich leide unter einer Essstörung ...“

Diesen Satz formulierte ich Anfang 2017. Ich habe es meinem Tagebuch lange verschwiegen. Oder habe ich es mir selbst verschwiegen? Bei all den Einträgen davor habe ich die Wörter Magersucht, Anorexia nervosa oder Essstörung nicht einmal erwähnt. Und das, obwohl sich die Krankheit bereits im Frühling 2016 bei mir bemerkbar machte. Anfangs vermied ich Süßigkeiten sowie Kuchen und Ähnliches, aß bei den täglichen Mahlzeiten weniger als zuvor und achtete konsequent darauf, mich ausreichend zu bewegen. Mit der Zeit nahmen die Gedanken über die Kalorienzufuhr und über den Kalorienverbrauch einen immer größeren Raum ein und eine bildlich gedachte Stimme in meinem Kopf – also ein Jemand – bestimmte über mein Essverhalten. Ich konnte plötzlich nicht mehr „einfach essen“ – auch dann nicht, wenn sich in meinem Magen eine große Leere ausbreitete. Und das nicht, weil ich „zu blöd“ zum Essen war, sondern weil die Gedanken in meinem Kopf eine zu große Macht ausübten.

Zu dem Zeitpunkt, als alles anfing, war ich vierzehn Jahre alt. Ich habe mich zuvor nie mit diesem Störungsbild auseinandergesetzt. Warum auch? Auch als dieser Jemand in meinem Kopf die Kontrolle übernahm, konnte ich es nicht wirklich verstehen. Ich war mit meinem Alltag und diesen „neuen“ Gedanken über das Essen so sehr beschäftigt, dass ich kaum klar denken konnte. Jedoch spürte ich mit der Zeit, dass Anorexia nervosa eine sehr ernst zu nehmende und schwere Krankheit ist und kein psychischer „Knacks“.

Mittlerweile bin ich 20 Jahre alt und schreibe diesen Ratgeber, um meine Krankheitserfahrungen, verknüpft mit wissenschaftlichen Erkenntnissen, mit anderen zu teilen. Auf den folgenden Seiten möchte ich ein besseres Verständnis für das Störungsbild vermitteln und Ratschläge im Umgang damit näherbringen.

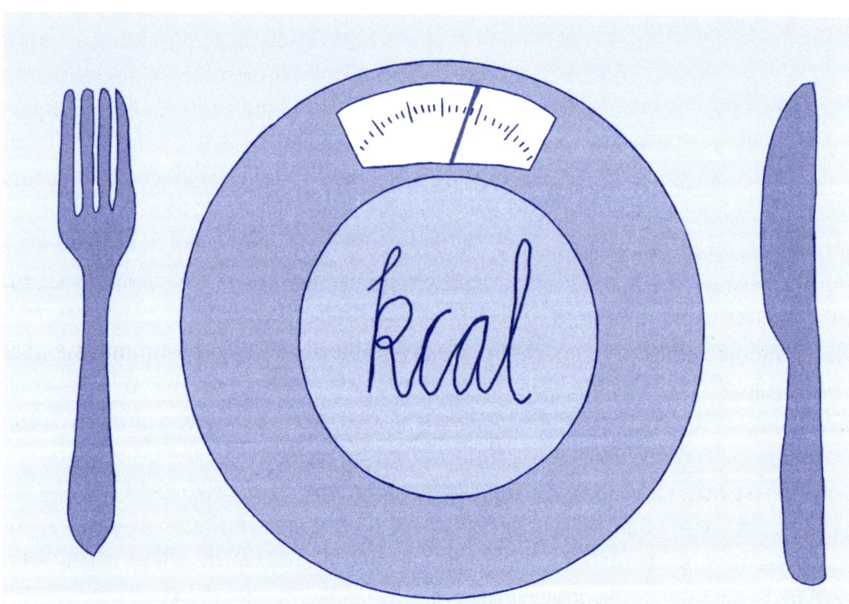
kcal
MAJA

| Definition

Meine subjektive Definition

Bei einer Erkältung, bei Kopf- und Gliederschmerzen oder bei Fieber werden die Patient:innen in der Regel krankheitseinsichtig. Als ich jedoch plötzlich aufhörte, wie gewohnt zu essen, viel zu viel abnahm und in eine ewige Spirale von Kalorienzählen, Bewegungsdrang und all die damit verbundenen Gedanken und Probleme geriet, habe ich es nicht einsehen können, krank zu sein. Für Außenstehende ist das unbegreiflich. Einfach essen – das sagen die meisten so einfach. Was ist daran bloß so schwer? Aber genau das – einfach zu essen, worauf ich Appetit und Hunger hatte – war für mich eine viel zu große Hürde, über die ich nicht alleine springen konnte. Denn bildlich vorgestellt bestimmte ein Jemand in meinem Kopf über mein gesamtes Ess- und Bewegungsverhalten. Die Stimme dieses Jemandes ist nicht zu verwechseln mit einer akustischen Halluzination, sondern dient lediglich der Anschauung zum besseren Verständnis.
Das Bild von Engelchen und Teufelchen, die bei Entscheidungen und Überlegungen miteinander diskutieren, ist sicher bekannt. Und diese Stimme, diesen Jemand, muss man sich so vorstellen wie Engelchen und Teufelchen – sie diskutierte lautstark mit mir. Dabei war dieser Jemand so redegewandt und überzeugend, dass ich ihm nur nachgeben konnte.

Ich fühlte mich wie in der Rolle einer Schauspielerin im Theater, die ihren Text vergessen hat. Die Stimme war meine Souffleuse, die mir einen falschen Text zuflüsterte. Ich hätte merken müssen, dass der Text nicht korrekt war, und hätte versuchen können, zu improvisieren. Doch ich habe es nicht gemerkt und ihr Zugeflüstertes einfach angenommen. Im übertragenen Sinne bedeutet das, dass ich nicht wusste, wie ich anders hätte agieren sollen. Stattdessen vertraute ich jemandem in mir, der nichts Gutes für mich wollte.
Diese Stimme verbot mir zunächst nur Süßes. Aber schon bald bestimmte sie über mein gesamtes Essverhalten. *„Eine Scheibe Brot reicht vollkommen aus. Oder iss lieber doch nur ein Knäckebrot, dann sparst du noch mehr Kalorien. Und vergiss nicht, die Butter wegzulassen.“* – *„Wenn du heute Mittag die Kartoffeln weglässt und nur ein bisschen von dem Gemüse isst, dann darfst du heute Abend noch einen Apfel essen. Oder nein, keinen Apfel, iss zehn Weintrauben, aber nicht mehr.“* – so in etwa sprach sie zu mir. Und je mehr ich auf sie hörte, desto mehr übernahm sie die Kontrolle über mich, sodass ich ihr praktisch nicht oder nur noch selten widerreden konnte. Wenn beispielsweise Lehrer:innen oder Vorgesetzte stark von ihren Meinungen eingenommen sind und sich nicht von

diesen abbringen lassen, besteht bei vielen Menschen eine gewisse Angst und Unsicherheit, ihnen zu widersprechen. Und genauso war das auch mit der Stimme – ich ließ sie reden und konnte nicht gegen sie angehen. Also schwieg ich und befolgte ihre Einflüsterungen, indem ich so wenig Nahrung wie möglich zu mir nahm. So wurde die Stimme bis zur nächsten anstehenden Mahlzeit beruhigt.

Objektive Definition

Eine psychogene Essstörung (das bedeutet eine durch einen psychischen Missstand hervorgerufene Essstörung) lässt sich als Verhaltensstörung definieren, die mit Störungen der Nahrungsaufnahme und des Körpergewichtes einhergeht. Dabei ist zu beachten, dass deren Ursache weder auf neurologischen, internistischen oder anderen Erkrankungen noch darauf beruht, dass nicht genügend Lebensmittel zur Verfügung stehen.
Psychogene Essstörungen lassen sich in verschiedene Formen differenzieren, wobei eine genaue Abgrenzung nicht immer möglich ist. Darunter fällt die Anorexia nervosa. Aus dem Griechisch-Lateinischen übersetzt bedeutet der Begriff so viel wie „nervlich bedingte Appetitlosigkeit". Die auch Magersucht genannte Erkrankung zeichnet sich durch ein beträchtlich verringertes Körpergewicht aufgrund von beabsichtigter, unzureichender Energiezufuhr aus. Dieses krankhafte Essverhalten wird als *„restriktiver Typ"* der Anorexia nervosa bezeichnet. Betroffene, die ihr Gewicht zusätzlich durch ein selbst herbeigeführtes Erbrechen, durch eine Einnahme von Appetitzüglern, durch einen Missbrauch von Abführmitteln und/oder durch die Einnahme anderer Arzneimittel (zum Beispiel Diuretika) verringern, leiden unter dem *„Purging-Typ"* der Anorexia nervosa, der der Bulimia nervosa (durch übersteigerten Appetit und übermäßige Nahrungsaufnahme gekennzeichnete Essstörung) nahekommt. Bei beiden Subtypen stellt die Angst vor einer Gewichtszunahme ein weiteres Symptom dar. Begleitet davon beschäftigen sich Erkrankte ständig mit dem eigenen Körpergewicht, mit der Ernährung und Bewegung. Oft ist das Gewicht von anorektischen Klient:innen davon abhängig, wie sich die Person selbst bewertet.
Hinzukommt, dass sich Betroffene meist nicht als untergewichtig wahrnehmen, sondern sich immer noch als „zu dick" empfinden. Das Störungsbild geht insofern auch mit einer Körperbildstörung/Körperschemastörung einher.

Mit dem Body-Mass-Index (BMI) – Maßzahl für die Bewertung des Körpergewichts eines Menschen in Relation zu seiner Körpergröße – kann das Körpergewicht entsprechend dem Geschlecht, dem Alter und der Körpergröße errechnet werden (Körpergewicht geteilt durch die Körpergröße zum Quadrat: kg/m^2). Aus diesem Richtwert können Rückschlüsse gezogen werden, ob sich eine Person im Untergewicht, Normalgewicht oder Übergewicht befindet.

In Anlehnung an die Weltgesundheitsorganisation WHO (2008) ergeben sich für den BMI bei Erwachsenen folgende Werte:

Gewichtskategorie	BMI (kg/m²)
Untergewicht	< 18,5
Normalgewicht	18,5 – 24,9
Übergewicht	> 25

Bei Kindern wird die Anwendung des BMI-Rechners aufgrund des Wachstums durch den Vergleich mit alters- und geschlechterspezifischen Perzentilenkurven ergänzt. Solche Darstellungen zeigen die statistische Verteilung auf.

Folgende Tabelle orientiert sich an den Grenzwerten der Arbeitsgemeinschaft Adipositas im Kindes- und Jugendalter (AGA).

Gewichtskategorie	BMI-Perzentile
Untergewicht	< 10
Normalgewicht	10 – 90
Übergewicht	> 90

Ein Link zum Errechnen des BMI/der BMI-Perzentile befindet sich im Anhang.

| Ätiologie und Krankheitsentwicklung

Meine Krankheitsentwicklung

Im Mai 2016 war plötzlich etwas anders mit mir, ohne dass ich mir dessen bewusst war. Ich hatte wenige Wochen vorher angefangen, darauf zu achten, was und wie viel ich esse. Schon damals ist meinen Eltern dieses veränderte Essverhalten aufgefallen, was sie mir gegenüber auch äußerten. Meine Mutter und ich vereinbarten, dass ich wieder „normal" essen solle. Im Nachhinein wird mir bewusst, dass ich schon zu dieser Zeit anfing zu tricksen, um Kalorien einzusparen. Zum Beispiel füllte ich mir absichtlich weniger auf meinen Teller als sonst, wobei ich mich bemühte, dies so unauffällig wie möglich umzusetzen. Damals war mir das Ausmaß der beginnenden Erkrankung jedoch noch gänzlich unbewusst. Ich fing immer mehr an zu hungern und die Vereinbarung von meiner Mutter und mir wurde nach unserem Gespräch nicht umgesetzt.
Ich spielte damals in einem Verein Fußball. Durch einen Vereinswechsel wurde das Training immer härter und der Leistungsdruck immer stärker. Aufgrund meiner geringen Nahrungszufuhr fehlte mir zunehmend die Kraft, um mit meinen Mitspielerinnen mitzuhalten und mich wie sie zu verbessern. Da ich jedoch keinen Zusammenhang zwischen dem reduzierten Essen und der fehlenden Energie beim Sport sah, trainierte ich immer härter. Die Konsequenz war: Ich verlor noch mehr an Gewicht. Abends nach dem Training ließ ich schließlich auch die Abendbrote aus. Dieses Verhalten wurde anfangs noch von meinen Eltern akzeptiert. Ich fing dann auch an, mich jeden Morgen zu wiegen, und freute mich über jedes Gramm, das ich abnahm.

So schlich sich die Krankheit rasant in mein Leben. Aber hätte ich auf diese Erkrankung nicht reagieren können? Hätte es mir nicht selbst klar werden müssen, dass ich nicht so weiter machen kann? Warum habe ich alle Zeichen ignoriert? Mir wurde erst viel zu spät bewusst, dass ich krank war und ich mich in eine falsche Richtung bewegte. Auch meiner Familie war das ganze Ausmaß der Störung zu dem damaligen Zeitpunkt noch nicht bewusst. Irgendwann häuften sich die Diskussionen, dass ich mehr essen und das Abendbrot auch zu mir nehmen müsse. Es nervte mich von Anfang an. Denn ich hatte ein Ziel. Mein Wille war es, abzunehmen. Ich beschäftigte mich immer intensiver mit verschiedenen Nahrungsmitteln, Kalorien und mit dem Kalorienverbrauch. Ich verbrachte so viel Zeit damit, dass andere belastende Gedanken verdrängt wurden. Dies lenkte mich ab.
Anstatt dass ich also über meine Sorgen sprach, hungerte ich mich zunehmend herunter und trainierte wie eine Verrückte. Ich bemerkte schnell, dass ich kaum mehr mit den

anderen aus meiner Fußballmannschaft mithalten konnte, aber es war mir schon fast gleichgültig geworden. Ich ärgerte mich nicht darüber, sondern informierte mich nach dem Training über den Kaloriengehalt verschiedener Obst- und Gemüsesorten, sodass ich diese mit einem besseren Gewissen für meine Eltern essen konnte. Ich habe tatsächlich FÜR meine Eltern und nicht für mich und meinen Körper gegessen. Trotzdem versuchte ich mich in unseren mittlerweile schon täglich stattfindenden Diskussionen durchzusetzen. Es tat mir unfassbar weh, wenn ich meine Mutter deswegen weinen sah. Sie war mehr als verzweifelt und vor allem hatte sie Angst. Ich konnte diese Furcht meiner Mutter beim besten Willen nicht nachvollziehen. Ich hatte so eine Art rosarote Brille vor meinen Augen. Für mich waren es eben nur ein paar Kilogramm weniger. Und diese Gewichtsabnahme sah man mir meiner Meinung nach nicht an (Körperbildstörung/Körperschemastörung → Kapitel *Objektive Definition*). Meiner Mutter ging es dementsprechend mindestens genauso schlecht wie mir. Der Unterschied zwischen uns beiden war der, dass sie wusste, dass es ihr schlecht ging. Ich wusste es nicht. Ich merkte zwar, dass ich im Allgemeinen weniger Freude verspürte, doch ich war viel zu sehr in einem Tunnelblick gefangen und hatte nur das Abnehmen im Kopf. Wirklich, ich dachte abends schon nach, was und wie viel ich morgens zum Frühstück essen würde. Während meiner Busfahrt zur Schule war kein anderer Gedanke in meinem Kopf als der, wie ich am unauffälligsten mein Schulbrot wegschmeißen und so wenig wie möglich zu Mittag essen könnte, um abends noch eine Kleinigkeit zu mir nehmen zu können, damit sich meine Mutter keine Sorgen macht. Dabei verfolgte ich primär eine Gewichtsabnahme.

Diese Wochen waren mehr als hart. Ich hatte HUNGER – und was für einen. Ich lag abends oft mit Schmerzen im Bauch in meinem Bett. Ich konnte nicht einschlafen vor Hunger. Aus dem anfänglichen Kneifen wurden irgendwann sehr unangenehme, kaum auszuhaltende Bauchschmerzen. Ich erzählte niemandem etwas davon. Nach einiger Zeit wurde dies besser, denn mein Hungergefühl verschwand. Das erleichterte mir meinen Alltag. Trotz der Qualen, die ich mir zugefügt hatte, war ich stolz auf mich, da ich es geschafft hatte, abzunehmen.

Nun fühlte ich mich gut, wenn ich es auch nur geschafft hatte, die Butter unauffällig wegzulassen. Dabei war das doch Irrsinn! Aber ich war ständig in einem Gedankenkreis gefangen: Ich muss es schaffen, die Butter wegzulassen. Hatte ich es geschafft, freute ich mich. Ich hatte wieder ein paar Kalorien gespart. Ein angenehmes Gefühl breitete sich dann in mir aus. Allerdings nur für einen kurzen Moment. In der Nacht konnte ich nicht schlafen und das, obwohl ich doch eigentlich mein Ziel des Kaloriensparens erreicht hatte. Morgens wachte ich kraftlos wieder auf und versuchte erneut, die Butter wegzulassen. Und weil mir das nicht ausreichte, belegte ich mir mein Knäckebrot noch dünner. Ich war stolz auf mich – jedoch wieder nur von kurzer Dauer.

Ätiologie und Krankheitsentwicklung

Bei der Anorexia nervosa wird von einer multifaktoriellen Ätiologie ausgegangen – das heißt, genetische Dispositionen, familiäre, kulturelle, psychische und soziale Faktoren kommen bei der Krankheitsentwicklung zusammen.
Soziokulturell betrachtet sind vor allem die vorherrschenden Schönheits- und Schlankheitsideale, verbunden mit einer Unzufriedenheit mit dem eigenen Körpergewicht für die Ursachenforschung bedeutsam. Die sozialen Medien haben hierbei einen entscheidenden Einfluss, indem sie solche Ideale verbreiten und damit das Risiko erhöhen, soziale Ausgrenzung und Mobbing hervorzurufen beziehungsweise zu verstärken. Insbesondere in der Pubertät setzen sich Kinder und Jugendliche mit dem eigenen Körperbild und der eigenen Identität auseinander, weshalb in dieser Zeit vermehrt Schwierigkeiten auftreten können. Der gesellschaftliche Leistungsdruck in der Schule, im Ausbildungs- und Erwerbsleben sowie bei der Freizeitausübung, etwa im Leistungssport, bringt ebenfalls ein gewisses Risiko für die Entstehung einer Anorexia nervosa mit sich. Ganz besonders zu betonen sind die sogenannten „Pro-Ana"-Internetseiten, die das Abmagern in einer verharmlosenden, verherrlichenden Art und Weise als erstrebenswert darstellen.
Erstellt werden diese Seiten meist von anorektischen Klient:innen, die eine Behandlung strikt ablehnen. Auf die Folgen und Auswirkungen der Erkrankung wird nicht eingegangen, stattdessen bestärken sich Betroffene untereinander, weiter abzunehmen, und tauschen diesbezüglich Tricks, Bilder, Gebote, „Glaubensbekenntnisse" und Motivationen zum Abnehmen aus.

Es ist wichtig, den Betroffenen nicht hinterherzuspionieren, um zu überprüfen, auf welchen Internetseiten Informationen gesucht werden. Das könnte das Bindungs- und Vertrauensverhältnis negativ beeinflussen.
Ratsam ist, entdeckte problematische Inhalte von „Pro-Ana"-Seiten einer Beschwerdestelle zu melden.

Studien zeigen, dass bei familiärer Vorbelastung die weiblichen Nachkommen ersten Grades ein 11-fach höheres Risiko haben, an Anorexia nervosa zu erkranken, als Frauen ohne familiäre Belastungen. Diese Erkenntnisse deuten auf eine genetische Prädisposition hin. Dies lässt sich allerdings noch nicht ausreichend belegen.

Ein vermindertes Selbstwertgefühl und Selbstvertrauen, ein negatives Selbstbild, ein ängstlich-vermeidender oder zwanghaft geprägter Persönlichkeitsstil sowie fehlendes Urvertrauen stellen weitere Risikofaktoren für die Krankheitsentstehung dar.

Auch traumatische oder belastende Ereignisse, wie zum Beispiel ein Trauerfall im engsten Verwandten- und Freundeskreis oder eine Missbrauchserfahrung, können die Entwicklung begünstigen.

Nach Informationen der Bundeszentrale für gesundheitliche Aufklärung sind auch infolge der Corona-Pandemie eine Zunahme bei den Erkrankungen sowie gestiegene Zahlen von Rückfällen zu registrieren.

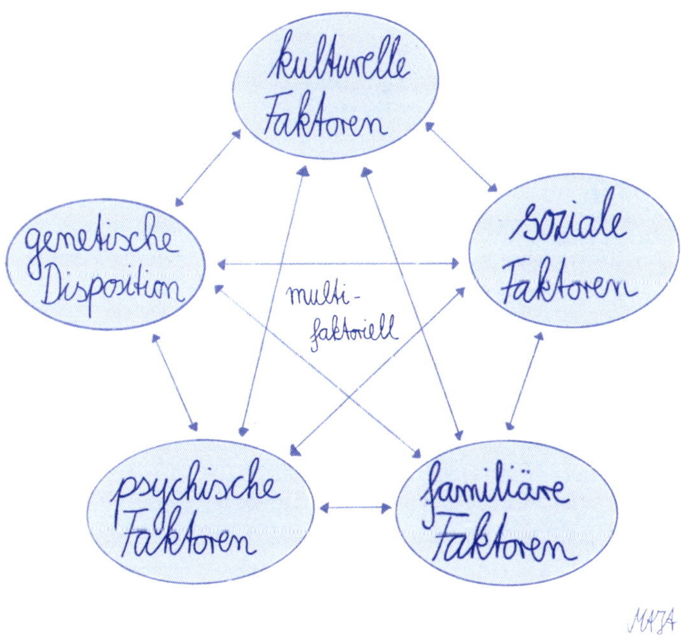

| Epidemiologie

Aufgrund der unzureichenden oder fehlenden Krankheitseinsicht, die die Magersucht mit sich bringt, kann nicht jeder Krankheitsfall diagnostiziert werden. Nach aktuellem Forschungsstand sind von der Erkrankung zu 90 % Mädchen und Frauen und zu 10 % Jungen und Männer betroffen. Daraus ergibt sich in der Gegenüberstellung mit Jungen und Männern ein Verhältnis von 10:1. Es wird aber vermutet, dass von einer höheren Dunkelziffer bei dem männlichen Geschlecht auszugehen ist. Die Wahrscheinlichkeit, im Laufe des Lebens an der Essstörung zu erkranken (Lebenszeitprävalenz), beträgt bei Mädchen und Frauen zwischen 0,3 % bis 4,3 % und bei Jungen und Männern zwischen 0,2 % bis 0,3 %. Der Häufigkeitsgipfel der Anorexia nervosa liegt in der Adoleszenz, also etwa im Alter von 11 bis 21 Jahren.

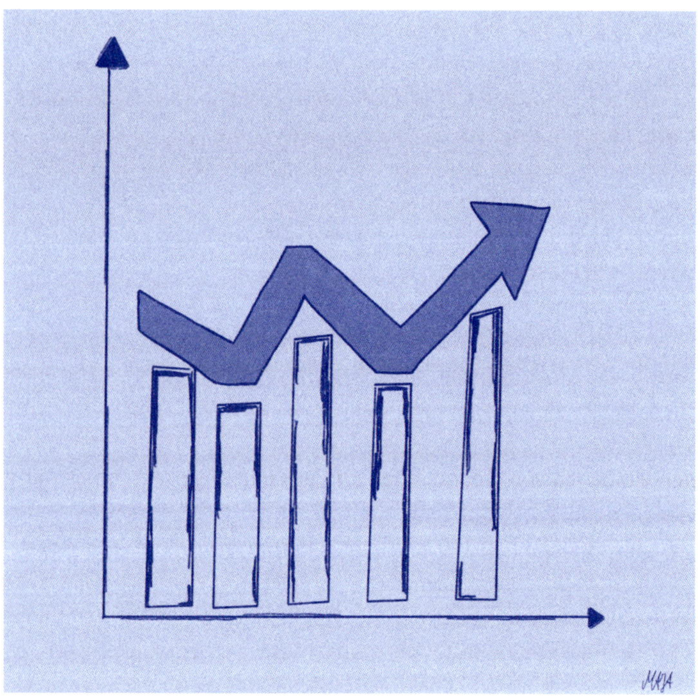

| Symptomatik und Auswirkungen

Meine Symptomatik

Mit der Zeit entwickelte ich ein zwanghaftes Verhalten, mich immerzu wiegen zu müssen. Ich wog mich morgens nach dem Aufstehen, vor und nach jeder Mahlzeit, nach jeglicher sportlichen Aktivität und immer mal wieder zwischendurch. Ich benötigte ständig eine Kontrolle meines Gewichtes, sodass auch das permanente Wiegen zu einer Art Sucht für mich wurde. Ich hatte ein starkes Bedürfnis, mich regelmäßig auf die Waage zu stellen. Und wenn ich dem Drang nicht nachgegangen bin, wurde ich nach einer gewissen Zeit unruhig und nervös.

Nach weiterem wochenlangem Hungern hatte ich einen großen Gewichtsverlust erreicht, der mit Kraftlosigkeit und Erschöpfung einherging. Dies spürte ich insbesondere kurz vor den Sommerferien 2016. Ich merkte, dass ich mich immer mehr von meinen Freund:innen zurückzog, in den Pausen auf dem Schulhof nur noch körperlich anwesend war und Schwierigkeiten bekam, dem Unterricht aktiv zu folgen. Ich konnte mich nur noch schwer konzentrieren und nicht mehr „echt" lachen, weil ich nichts mehr als lustig oder komisch empfand. Fortlaufend dachte ich über Kalorien und Bewegung nach, sodass in meinem Kopf sozusagen kein Platz mehr für andere Gedanken war und mir in der Unterhaltung mit meinen Freund:innen kein Gesprächsthema einfiel. Das führte dazu, dass ich mich noch mehr zurückzog wie eine Schildkröte in ihren Panzer, ohne aus diesem herauszugucken.
Kurz gesagt: Ich tauchte ein in eine völlig andere Welt. In eine Welt, in der alles anders aussieht. In eine Welt, die andere nicht kennen. In eine Welt, in der nur Kalorienzählen und Bewegung eine Rolle spielen und die Nicht-Betroffene nicht nachvollziehen können. Es ist eine Welt, die mich fesselte und vom eigentlichen Leben abschirmte.

Des Öfteren wurde ich von Freund:innen und Bekannten gefragt, ob es mir gut ginge und was denn los sei. Ich merkte, dass sich viele Menschen in meinem Umfeld wegen meiner äußerlichen und charakterlichen Veränderung Sorgen machten, ohne es nachvollziehen zu können. Dennoch verschwieg ich alles – wie sollte ich auch über diesen Jemanden in meinem Kopf, über meine Anorexia nervosa und meine Probleme reden können, wenn es mir selbst nicht bewusst war, dass ich ein ernstzunehmendes Problem hatte.

Um noch einmal die bereits beschriebene Metapher mit der Stimme aufzugreifen, möchte ich an dieser Stelle hervorheben, dass der Jemand in meinem Kopf anfangs eine leise und eher freundlich klingende Stimme hatte, die im Verlauf immer lauter und strenger wurde. Außerdem nahm die Erkrankung Einfluss auf meine Essgeschwindigkeit. Ich aß sehr langsam und in äußerst kleinen Bissen.
Zudem zeigte unser Blutdruckmessgerät mittlerweile ständig einen zu niedrigen Puls und Blutdruck an. Irgendwann bekam ich meine Menstruation nicht mehr – ich bekam Angst und trotz alledem konnte ich kein inneres Schwert in die Hand nehmen und diesen Jemanden in meinem Kopf besiegen.
Schließlich verlor ich nicht nur an Gewicht, sondern auch Haare. Ich bekam Haarausfall, der eine weitere psychische Belastung für mich darstellte. Unter diesem Haarverlust sowie unter dem ständigen Frieren litt ich am stärksten. Ich habe permanent gefroren – auch im Sommer. Meine Hände und Zehen waren zumeist blau vor Kälte.
Abends lag ich häufig unter zwei dicken Decken, mit einer Wärmflasche am Körper im Bett und meine Heizung war eingeschaltet – trotzdem zitterte ich vor Kälte.
Vor geraumer Zeit gestand mir meine Mutter: *„Ich hatte Angst um dich gehabt. Ich hatte Angst, dass du die Nächte nicht überlebst."*

Meine Mutter hatte Angst, dass ich nicht überlebe! Sie kam oft mitten in der Nacht zu mir ins Zimmer, um zu überprüfen, ob ich noch atme! Ob ich noch ATME! Diese Krankheit ist lebensbedrohlich! Es ist viel mehr als nichts zu essen oder nur wenig zu essen. Diese Worte meiner Mutter erschrecken mich. Warum habe ich das damals nicht einsehen können? Ich habe es nicht wahrnehmen können, dass ich an Anorexia nervosa sterben kann.

Die Erkrankung Anorexia nervosa darf von niemandem unterschätzt werden, vor allem nicht von dem Erkrankten selbst! Anorexia nervosa ist ein ernsthaftes Störungsbild, das tödlich enden kann.
Im Kapitel *Beratungs- und Selbsthilfeangebote* sind Internetadressen aufgeführt, über die Hilfe und Unterstützung ausfindig gemacht werden können.

Die eben beschriebenen Symptome waren für mich immer noch kein ausreichendes Warnsignal, sodass die Last auf meinen Schultern, die ich durch das wenige Essen zu kompensieren versuchte, immer größer wurde. Dabei bemerkte ich nicht, dass meine Familie so vieles versuchte, um mir zu helfen. Dementsprechend brachte meine Erkrankung auch Rollenveränderungen und Umstellungen in meiner Familie mit sich. So führten viele Diskussionen über mein Essverhalten zu Streitigkeiten. Denn ich konnte bei diesem Thema nicht sachlich antworten und reagierte schnell sehr genervt und gereizt.

Das schnell genervte und gereizte Verhalten lässt sich mit dem sinkenden Glukosewert beziehungsweise dem sinkenden Blutzuckerspiegel begründen. Diese Informationen werden von Rezeptoren an unser Gehirn weitergeleitet. Das ist so bedeutsam, weil unser Gehirn keine Glukosevorräte hat und daher auf eine ausreichende und stetige Glukosezufuhr angewiesen ist, um lebensnotwendige Prozesse aufrechtzuerhalten. Fällt die Glukosezufuhr aus, wird die Energiezufuhr der anderen Organe auf eine Art Sparflamme geschaltet, sodass unter anderem kognitive Fähigkeiten abnehmen und Emotionen weniger kontrolliert werden können. Zudem mobilisieren andere Organe bei längerer Hungerphase ihre Energiereserven und liefern sie dem Gehirn. Während dieses Prozesses werden vermehrt Stresshormone wie Adrenalin und Noradrenalin ausgeschüttet, wodurch unser Körper in eine gewisse Spannung versetzt wird. Dies hat zu Folge, dass bei Hunger schnell eine gereizte oder wütende Reaktion entsteht.

Durch meinen Alltag begleitete mich nun auch ein Kalorienzähler auf meinem Handy, in den ich ab sofort jede Mahlzeit eintrug. Ich setzte mir jeden Tag das Ziel, weniger Kalorien als am vorherigen Tag zu mir zu nehmen. Konnte ich dies nicht einhalten, wurde ich wütend auf mich selbst. Das hatte zur Folge, dass ich noch mehr Sport trieb.

Noch ein Wort zum Thema Sport: Ich entwickelte durch meine Erkrankung einen zum Teil extremen Bewegungsdrang, um die zu mir genommenen Kalorien wieder zu verbrauchen.

Teilweise beobachtete ich andere Menschen beim Essen, wenn ich das Gefühl bekam, dass ich Nahrung dringend brauchen würde. Durch die Vorstellung, wie ich selbst in das Brötchen meines Gegenübers beiße, stillte ich meine Heißhungerattacke. Aus dem gleichen Grund las ich mir auch gerne Rezepte durch.

Häufige Traurigkeit, Lustlosigkeit und Emotionslosigkeit ergänzten die bereits genannten Symptome. Ich habe in meiner Krankheitsphase viel geweint, oft wusste ich einfach nicht mehr wohin mit mir. Ich bekam Wut- und Trauerausbrüche zugleich, ohne einen konkreten Auslöser dafür nennen zu können. Schließlich führte es so weit, dass ich mich selbst absichtlich verletzte.

Zudem verlor ich das Interesse an Aktivitäten, die mir normalerweise Freude bereiteten, und ich konnte mich nicht mehr „echt" über Dinge freuen und nicht mehr authentisch lachen.

Bei alledem gilt, dass ich zwar merkte, dass etwas mit mir nicht stimmte und anders als vorher war, jedoch verstand ich es nicht, da ich mich nicht als zu dünn empfand und andere Meinungen diesbezüglich nicht nachvollziehen konnte.

Symptomatik und Auswirkungen

Anhand meiner persönlichen Geschichte habe ich bereits einige Folgen der Anorexia nervosa beschrieben. Im Folgenden werden die Symptomatik und Auswirkungen noch einmal zusammenfassend dargelegt. Ergänzend dazu sind die Komorbiditäten und die Differenzialdiagnostik aufgeführt.

Mögliche körperliche/physische Symptomatik

- Selbst herbeigeführte, starke Gewichtsabnahme
- Endokrine (hormonell bedingte) Störungen, wie unregelmäßige oder ausbleibende Monatsblutung bei Frauen (Amenorrhö) sowie Unfruchtbarkeit und Verlust des sexuellen Verlangens und der Potenz (Libidoverlust) bei Männern
- Verlangsamter Herzschlag (Bradykardie)
- Herzrhythmusstörungen
- Niedriger Blutdruck (Hypotonie)
- Schlechter Zahnzustand durch Magensäure, Karies
- Magenschmerzen, Verstopfungen (Obstipation), Blähungen
- Wachstum von weichem, „flaumigem" Haar am Körper (Lanugohaare)
- Haarausfall am Kopf
- Entwicklungsverzögerungen, wenn die Erkrankung vor Beginn der Pubertät einsetzt (zum Beispiel Wachstumsstopp, fehlende Brustentwicklung)
- Müdigkeit, Erschöpfung
- Frieren und Unterkühlung (Hypothermie), verminderte Körpertemperatur
- Verlust von Knochendichte (Osteoporose)
- Nieren- und Leberfunktionsstörungen
- Elektrolytstörungen
- Hautprobleme, wie zum Beispiel trockene Haut

Mögliche kognitive Symptomatik

- Aufmerksamkeits- und Konzentrationsschwierigkeiten
- Verzerrte Körperwahrnehmung (Körperschemastörung)
- Große Angst vor einer Gewichtszunahme
- Zwanghaftes und ständiges Beschäftigtsein mit Kalorienzufuhr und -verbrauch
- Störungen im Selbstwertgefühl
- Anfangs Gefühl von Leichtigkeit und Euphorie, später schnelle Reizbarkeit, launisches Verhalten, Gleichgültigkeit, depressive Stimmung

Mögliche behaviorale Symptomatik (das Verhalten betreffend)

- Exzessives Kalorienzählen
- Vermeidung von kalorienhaltigen Lebensmitteln
- Auslassen, Minimieren, Selektieren von Mahlzeiten
- Verstecken/Entsorgen von Nahrung mit anschließender Behauptung, es gegessen zu haben
- Ständiges Wiegen
- Langsames Essen, Kleinschneiden von Nahrung
- Heißhunger- und Essanfälle
- Sozialer Rückzug
- Bewegungsdrang
- Missbrauch von Abführmitteln, selbstinduziertes Erbrechen
- Autoaggressives Verhalten/Selbstverletzung
- Suizidale Gedanken

Mögliche Auswirkungen auf das Umfeld

- Ständige Konflikte
- Gegenseitige Schuldzuweisungen
- Familiäre, partnerschaftliche, freundschaftliche Umstellungen und Belastungen
- Rollenveränderungen in der Familie
- Sorgen, Hilflosigkeit, Traurigkeit, fehlende Spontanität innerhalb der Familie, der Partnerschaft, des Freundeskreises, des Schul-, Ausbildungs- oder Arbeitsplatzes
- Verlust von Freund:innen
- Abbruch oder Verzögerung der Schule oder der Ausbildung

Besonders zu betonen ist, dass es sich bei Anorexia nervosa um die psychische Störung mit der höchsten Sterblichkeitsrate (Mortalitätsrate) handelt. Anorektische Klient:innen können dementsprechend zu suizidalem Verhalten neigen.

Komorbidität

Der Begriff Komorbidität bedeutet, dass gleichzeitig zur Grunderkrankung weitere Erkrankungen vorliegen. Bei Klient:innen mit einer Anorexia nervosa treten häufig noch zusätzliche Störungsbilder auf. Hier sind insbesondere Depressionen, Angst- oder Zwangsstörungen zu erwähnen. Ebenfalls können komorbide Persönlichkeitsstörungen, vor allem eine zwanghafte, vermeidende, abhängige oder eine Borderline-Persönlichkeitsstörung auftreten. Auch veränderte Wesenszüge, wie ein erhöhter Perfektionismus und eine verminderte Selbstregulierungsfähigkeit, können im Zusammenhang mit der Essstörung stehen.

Begleitende psychische Störungen können entweder Folge oder auch Auslöser für eine Anorexia nervosa sein. Es gilt, dass sich alle bestehenden Erkrankungen gegenseitig beeinflussen können.

Differenzialdiagnostik

Der Begriff Differenzialdiagnostik bedeutet in diesem Zusammenhang, dass andere mögliche Erkrankungen, die ein starkes Untergewicht bedingen könnten, ausgeschlossen werden müssen.

Hierzu zählen unter anderem:

- Verringerte Glukokortikoide wie Cortisol (primärer oder sekundärer Hypocortisolismus/Nebennierenrindeninsuffizienz); Schilddrüsenüberfunktion (Hyperthyreose)
- Produktionsstörungen der Hormone des Hypophysenvorderlappens (Panhypopituitarismus)
- Autoimmunerkrankung der endokrinen Drüsen (Polyglanduläres Autoimmunsyndrom)
- Chronisch-entzündliche Darmerkrankungen wie Morbus Crohn
- Glutenunverträglichkeit (Zöliakie)
- Insulinmangeldiabetes
- Chronische Lungen- oder Nierenerkrankungen

| Meine subjektiven Therapieerfahrungen

Mein Weg zur Therapie

Im Sommer 2016 kamen meine Eltern zu dem Entschluss, dass wir uns externe Hilfe holen müssen. Da ich noch immer der festen Überzeugung war, nicht krank zu sein, gingen meine Eltern mit mir zu unserem Hausarzt. Nach einer Eingangsuntersuchung folgte ein Gespräch, in dem mich der Arzt über die Diagnose Anorexia nervosa aufklärte. Jedoch hörte ich gar nicht wirklich hin, da ich der Meinung war, dass sich meine Eltern und der Arzt gegen mich stellten und der Arzt auf „der Seite meiner Eltern" stünde. Dabei wollte mir jeder nur helfen.
Dieser Arztbesuch hatte zur Folge, dass ich weitere Arzttermine wahrnehmen musste, um eventuelle andere Ursachen für mein starkes Untergewicht auszuschließen (→ Kapitel *Differenzialdiagnostik*). Nach einer Reihe von Untersuchungen stellte ich mich dann meinem Kinderarzt vor, der mir und meinen Eltern die endgültige Diagnose ANOREXIA NERVOSA mitteilte. Trotz alledem war ich mir meiner Erkrankung immer noch nicht bewusst. Ich nahm selbst die Worte eines studierten Mediziners nicht ernst. Schließlich musste ich zwei- bis dreimal wöchentlich zum Wiegen, Blutdruck- und Pulsmessen zum Kinderarzt. Ich wurde aufgefordert, Sport zu unterlassen. Stellte sich heraus, dass ich bei diesen Arztterminen auch nur wenige Gramm zugenommen hatte, war ich außer mir – Enttäuschung, Trauer, Wut und Verzweiflung breiteten sich in meinem Körper aus.
Zwischenzeitlich haben meine Eltern in Absprache mit dem Arzt nach einem Platz in einer ambulanten Psychotherapie für mich gesucht. Dieser Schritt ging nicht im Geringsten von mir aus (extrinsische Motivation, fehlende intrinsische Motivation).

Unter *extrinsischer* Motivation versteht sich eine Motivation, die von außen an eine Person herangetragen wird. Etwa durch Erwartungen, Motive oder Manipulationen. *Intrinsisch* motivierte Klient:innen hingegen besitzen eigene, innere Beweggründe, etwas verändern zu wollen. Wissenschaftlich ist eine Unterscheidung zwischen diesen genannten Begriffen eher weniger fassbar. In der Praxis ist sie jedoch im Hinblick auf den Therapieerfolg entscheidend.

Meine körperliche Symptomatik führte letztlich dazu, dass ich ins Krankenhaus eingeliefert werden musste. Mein Puls war irgendwann so niedrig, dass mein Arzt mich

nicht mehr guten Gewissens nach Hause lassen konnte. Auf dem Weg ins Krankenhaus bekam ich erstmals Angst. In mir war plötzlich ein Gefühl, das ich vorher noch nicht kannte. Ich stellte mir das erste Mal die Frage, ob ich wirklich krank bin.
Der Stationsarzt wollte mich für die Zeit des Krankenhausaufenthaltes als Notfall auf die psychosomatische Station verlegen. Da ich jedoch einen freien ambulanten Psychotherapieplatz bekam, durfte ich nach Hause entlassen werden. Verabschiedet wurde ich mit den ärztlichen Worten: „*Wir werden uns mit Sicherheit noch mal wiedersehen.*"
Ich habe mir bei diesem Satz keine weiteren Gedanken gemacht und war froh, wieder zu Hause zu sein. Meine Mutter ahnte den weiteren Krankheitsverlauf mittlerweile.

Meine ambulanten Therapieerfahrungen

Mein Therapeut erarbeitete nach Absprache mit mir und meinen Eltern einen Verhaltenszielvertrag. Dieser basierte zum Teil auf dem Prinzip der operanten Konditionierung.

Die *operante Konditionierung* stellt ein Lernprinzip dar, das auf dem Behaviorismus beruht. Mithilfe positiver und negativer Verstärkung sowie positiver und negativer Bestrafung kann die Häufigkeit einer Verhaltensweise beeinflusst werden. Beide Arten der Verstärkung zielen darauf ab, ein erwünschtes, angemessenes Verhalten zu belohnen – vor dem Hintergrund, dass es häufiger angewendet werden soll. Eine positive Verstärkung kann mit dem Erhalt einer Belohnung gleichgesetzt werden. Negative Verstärker führen dazu, Störreize zu unterbinden und das erwünschte Verhalten auf diese Weise ebenfalls zu belohnen. Die beiden Bestrafungstypen verfolgen das Ziel, ein unerwünschtes, unangemessenes Verhalten zu unterbinden. Dabei wird bei positiver Bestrafung mit negativen Konsequenzen gearbeitet, wohingegen bei negativer Bestrafung eine positive Konsequenz ausgelassen wird.
Im Kapitel *Meine stationären Behandlungserfahrungen* werden diese Möglichkeiten der operanten Konditionierung mit entsprechenden Beispielen erläutert.
Werden Bestrafungen zu häufig erteilt, besteht das Risiko, dass Klient:innen demotiviert werden und die erwünschte Verhaltensveränderung nicht umsetzen. Diesen Aspekt gilt es zu beachten.

Dementsprechend war es mir erlaubt, eine bestimmte TV-Serie anzuschauen, wenn ich in der Woche mindestens 300 Gramm zugenommen hatte (positive Verstärkung). Ich

bekam diese Belohnung nicht, wenn ich die vorgegebenen 300 Gramm nicht zunahm (negative Bestrafung).
In dem Verhaltenszielvertrag wurde mir auch jegliche Bewegung, wie zum Beispiel ein Spaziergang oder der Schulsport, untersagt. Damit sollte einer weiteren Gewichtsabnahme entgegengewirkt werden. Außerdem durfte ich mich zu Hause nicht mehr wiegen.

Ich bekam die Aufgabe, ein Selbstbeobachtungsprotokoll zu führen. In diesem sollte ich genaue Informationen über mein Essverhalten am Tag aufschreiben. Beispielsweise habe ich notiert, wann, wie lange, wo, mit wem, was und wie viel ich gegessen habe und welche Gefühle und Gedanken ich vor, während und nach dem Essen wahrnahm. Dies sollte mir zum einen die Möglichkeit der Selbstreflexion geben, die ich jedoch nicht umsetzen konnte. Zum anderen gewährten sie meinem Psychotherapeuten Einblicke, welche Faktoren einen Einfluss auf mein gestörtes Essverhalten haben könnten und welche Behandlungsstrategie für mich hilfreich sein könnte.

Trotz dieser Vorgehensweise beschlossen mein Kinderarzt und mein Therapeut im Februar 2017, dass ich stationär behandelt werden müsse, da eine ambulante Therapie aussichtslos sei. Plötzlich kamen in mir wieder Angstgefühle auf. Zugleich rauschte irgendwie alles einfach an mir vorbei und noch immer war ich fest davon überzeugt, dass ich gesund sei.

Nach meinem stationären Klinikaufenthalt wurde ich wieder im Rahmen einer ambulanten Psychotherapie behandelt. Dabei standen Gespräche über meine Gefühle und Ereignisse im Fokus, mit dem Ziel, mein Gewicht zu halten.

Näheres zu möglichen psychotherapeutischen Maßnahmen wird im → Kapitel *Therapiemöglichkeiten – Psychotherapie* beschrieben.

Meine stationären Behandlungserfahrungen

Viele Sorgen beschäftigten mich in diesem Zusammenhang und bereiteten mir Angst. In mein Tagebuch schrieb ich: *„Aber nicht nur wegen der vielen Unsicherheiten, wie es in der Klinik sein wird, bin ich in Sorge. Ich habe auch Angst davor, dass Ich später zu dick werde und mich noch weniger in meinem eigenen Körper wohlfühle als jetzt.“* Der Stationsarzt, den ich bereits während meines vorherigen Krankenhausaufenthaltes kennengelernt hatte, hatte mit seinen Worten recht behalten: Wir sahen uns tatsächlich wieder.

Ich war dann etwa vier Monate in einer psychosomatischen Kinder- und Jugendpsychiatrie, in der Klient:innen mit unterschiedlichen psychosomatischen Erkrankungen einen Therapieplatz erhalten können.

In den ersten Tagen meiner stationären Behandlung standen die Eingewöhnung und das Vertrautmachen mit den anderen Mitklient:innen und dem Personal im Vordergrund. Mir wurden zwei Bezugspersonen aus dem Pflegeteam zugeschrieben, was Sicherheit und Konstanz ermöglichte.
Anschließend füllten viele unterschiedliche Therapiestunden meine Wochen aus. Dazu zählten: Einzeltherapie (ET), Gruppentherapie (GT), Familientherapie (FT), Kunsttherapie, Musiktherapie, progressives Muskeltraining (PMR) wie z. B. progressive Muskelentspannung nach Jacobsen, autogenes Training und Ernährungstherapie.
Zudem hatte ich vorgegebene Zeiten für Bettruhe, erarbeitete unter der Woche täglich in der Klinikschule den Unterrichtsstoff meiner Mitschüler:innen, nahm im Verlauf am frühmorgendlichen Spaziergang, am Yoga, am Schwimmen und an der Hippotherapie (tiergestützte Therapie mit Pferden), der Koch-AG sowie an den einmal wöchentlich stattfindenden Gruppenaktivitäten teil. Besuch von meinen Eltern war nur zu bestimmten Zeiten vorgesehen.
Dabei waren sechs Mahlzeiten (Frühstück, Vormittagssnack, Mittagessen, Nachmittagssnack, Abendbrot, Nacht-/Spätabendsnack) über den Tag verteilt einzunehmen.

Aus der eben dargelegten Beschreibung geht eine klare Tagesstruktur hervor. Vielen meiner Mitklient:innen und mir verschaffte dieser Aspekt Sicherheit – insbesondere in den ersten Tagen, in denen die Umgebung fremd und das Heimweh groß war. Aufgrund der vielen Unsicherheiten und der starken Sehnsucht nach zu Hause konnte ich diesen Jemanden in meinem Kopf anfänglich noch ganz gut überwinden und ich aß zunächst besser als zuvor. Jedoch gewann er sehr schnell wieder die Oberhand, sodass ich wieder mehr mit mir, meinem Körper und den neuen Umständen gekämpft habe.
Die Klinikstruktur beinhaltete auch feste Vorgaben der Essenszeiten. Für die jeweiligen Mahlzeiten war ein bestimmtes Zeitfenster vorgesehen. Lebensmittel, die in dieser Zeit nicht gegessen wurden, durften nicht mehr zu sich genommen werden. Da ich aufgrund der Erkrankung sehr langsam und in kleinen Bissen aß, unterstützte mich diese Regelung darin, eine angemessene Essgeschwindigkeit zu erlernen.
Nach den Hauptmahlzeiten gab es für mich und die anderen anorektischen Mitklient:innen eine Betreuungszeit, in der wir zum Beispiel ein Spiel spielten oder handwerklich kreativ waren. Besonders nach dem Essen drehten sich meine Gedanken um die zu mir genommenen Kalorien und den Wunsch, sie wieder abzutrainieren. Oft lenkte mich die Betreuung von diesen Gedankenkreisen ab. Ich konnte lernen, mein schlechtes Gewis-

sen nach einer Energiezufuhr zunehmend auszublenden. Ebenfalls möchte man durch eine solche Betreuungszeit verhindern, dass Betroffene das Gegessene sofort nach dem Essen selbst herbeigeführt wieder erbrechen.

Die festgelegten Besucherzeiten trugen nicht nur zu dieser bedeutungsvollen Tagesstrukturierung bei, sondern ermöglichten ebenfalls einen Spannungsabbau zwischen den Klient:innen und den Angehörigen. Die Zeit vor einem Klinikaufenthalt ist häufig mit viel Stress, Angst und Streitereien verbunden, worunter die Familienverhältnisse leiden können. Ein gewisser Abstand ist dabei für beide Seiten hilfreich. Familienmitgliedern und Freund:innen wird zudem Zeit für sich selbst eingeräumt, was der Psyche guttun kann. Außerdem können Kliniken darauf bedacht sein, dass die Mitklient:innen untereinander möglichst viel gemeinsame Zeit verbringen, da auch dies für die Genesung wertvoll sein kann. Diesen Aspekt kann ich so unterschreiben – die Menschen, die ich dort kennenlernte und mit denen ich schwere sowie schöne Tage verbrachte, haben mir sehr geholfen, gesund zu werden.

In vielen psychiatrischen Einrichtungen, in denen psychosomatische Erkrankungen behandelt werden, bekommen anorektische Klient:innen einen Anorexie-Behandlungsplan oder Ähnliches – jeweils individuell auf den Menschen abgestimmt. So habe auch ich einen persönlichen Behandlungsplan erhalten, der einem Stufenkonzept unterlag und zum Teil ebenfalls auf dem Prinzip der operanten Konditionierung basierte. Wöchentlich musste ich 500 Gramm zunehmen, ansonsten bekam ich ein dreitägiges Einschränkungsprogramm. Hatte ich ein bestimmtes Gewicht erreicht, wurde ich mit zunehmend mehr Freiraum und Erlaubnissen belohnt, sodass ich mir selbst immer wieder neue Ziele setzen konnte, für die es sich lohnte, zu kämpfen.
Aus diesem Stufenplan gehen Beispiele der Verstärkungs- und Bestrafungstypen der operanten Konditionierung (→ Kapitel *Meine ambulanten Therapieerfahrungen*) hervor.

Positive Verstärkung: Als ich das Aufbauprogramm I erreichte, wurde ich durch die Erlaubnis belohnt, Besuch von Verwandten und Freund:innen zu erhalten.
Negative Verstärkung: Ich erhielt eine Belohnung für das Erreichen des Aufbauprogramms II, indem die angeordnete Bettruhe wegfiel.
Positive Bestrafung: Nahm ich nicht die vorgesehene Grammzahl in einer Woche zu, unterlag ich einem dreitägigen Einschränkungsprogramm.
Negative Bestrafung: Ich kam nicht in die nächsthöhere Stufe, wenn ich nicht die vorgesehene Gewichtszunahme erreichte.

ANOREXIE-BEHANDLUNGSPLAN (P10)

		Entlassung erfolgt, wenn Mindestentlassungsgewicht
Stufe	**Gewicht/ Nahrungsaufbau**	**Med. Kontrollen & Maßnahmen**
Stabilisierungsprogramm ab [illegible] kg	Freies Essen, Gewicht halten	s.u.
Aufbauprogramm II ab [illegible] kg	Freies Essen	s.u.
Aufbauprogramm I ab [illegible] kg	Portionieren unter Anleitung, zusätzlich Süßigkeitenkauf möglich	s.u.
Anfangsprogramm II: ab [illegible] kg	Portioniertes Essen, Begleitung nach den Mahlzeiten	Wie unten bzw. nach Bedarf & Anordnung
Anfangsprogramm I:	Portioniertes Essen, Begleitung nach den Mahlzeiten	Monitoring (zunächst nachts + bei Bettruhe) – 3x tgl. RR & Puls – tgl. Temp. & Wiegen
		Einschränkungsprogramm
Einschränkungsprogramm (AnfgsP): (mind. 3 Tage, ggf. Verlängerung)	Portioniertes Essen	Monitoring – RR + Puls
		Einschränkungsprogramm
Einschränkungsprogramm (AufbP): (3 Tage)	Portioniertes Essen Portionieren unter Anleitung	

Individuell angepasster Anorexie-Behandlungsplan zur Veranschaulichung des Stufenplanes

Name: Schelewsky, Maja geb. 10.12.2001 Aufnahmedatum: [geschwärzt]

Größe [geschwärzt] Gew. b. Aufn.: [geschwärzt] kg BMI-Perz. b. Aufn.: [geschwärzt]

Mindestentlassungsgewicht: [geschwärzt] kg Zielgewicht: [geschwärzt] kg

erreicht und mindestens zwei Wochen gehalten wird		
Besuch, Ausgang, Urlaub, Telefon	**Ruhezeiten, Tätigkeiten**	**Therapie, Station, Schule (Ausgang je nach Absprache)**
Wochenendbelastungen	s.u.	Freier Ausgang Ggf. Außenschule
Tagesbelastungen (Essprotokoll bitte zu Hause selbstständig erstellen)	Keine angeordnete Bettruhe	Alle Therapien, freier Ausgang im Gelände, Schule, Außenaktivitäten, Sport
Uneingeschränkter Elternbesuch, Besuch von Freunden und Verwandten zu den Besuchszeiten	Mittagsruhe 13.00-15.00 Uhr	Therapien, Schule, Ausgang im Gelände mit Mitpatienten, KG, Ernährungstherapie
Uneingeschränkter Elternbesuch zu den Besuchszeiten	Mittags-/Bettruhe 13.00-15.00 Uhr & ab 20.00 Uhr	Therapien inkl. Yoga/ Entspannung, Schule, zus. 1/2 Stunde Ausgang mit Personal/Eltern
Elternbesuch 3 Std. (Besuchszeiten); Telefonzeit 15 Min. (keine Handyzeit)	Mittags-/Bettruhe 13.00-15.00 Uhr & ab 19.00 Uhr	Aufstehen zu Therapien (ET, FT, GT, KreativT, Mi-Gr, PMR), Schule
in der Anfangsphase		
Elternbesuch 2 Std. zu den Besuchszeiten, Patientenbesuch 2x 15 Min., Telefonzeit 10 Min. (keine Handyzeit)	Komplette Bettruhe, Aufstehen nur zu den Mahlzeiten	Einzeltherapie am Bett + Teilnahme an GT am Mo, Elterngespräche ohne Patient/in (keine FT, keine KreativT, keine Schule, keine KG, kein Sport)
in der Aufbauphase		
Uneingeschränkter Elternbesuch zu den Besuchszeiten, kein Besuch von Freunden & Verwandten	Bettruhe 13.00-18.00 Uhr ab 20.00 Uhr	Aufstehen zu Therapien außer Bettruhezeiten + Gruppentherapie am Mo + Schule (kein Sport, keine KG, kein Ausgang)

KG = Krankengymnastik; ET = Einzeltherapie; FT = Familientherapie; GT = Gruppentherapie; Mi-Gr = Mittwochs-Gruppe; PMR = progressives Muskeltraining; RR = Riva-Rocci (umgangssprachlich Blutdruck)

Während meines Klinikaufenthaltes wurde ich regelmäßig morgens auf nüchternen Magen gewogen. Zu Beginn stieg ich rückwärts auf die Waage, sodass ich mein Gewicht nicht erfuhr. Anfänglich konnte ich dies nur mühsam ertragen, weil ich das Gefühl bekam, nicht mehr alles kontrollieren zu können. Als ich mich jedoch daran gewöhnte, erleichterte es mir meine erforderliche Gewichtszunahme.
Des Weiteren waren die oben aufgeführten Therapieformen sehr bedeutungsvoll für meinen Genesungsprozess. Die Kunsttherapie verhalf mir, mir einen Zugang zu meinen Gefühlen zu verschaffen und ihnen Ausdruck zu verleihen. Gleichzeitig konnte ich dadurch auch einfach mal die „Seele baumeln lassen". Neben einem ausdrucks- und wahrnehmungszentrierten Aspekt ermöglichte sie mir also auch eine gewisse Ablenkung und Entspannung. Ebenso die Musiktherapie. Eine Therapieeinheit blieb mir besonders gut in Erinnerung. Ein Lied, das wir in einem ruhigen und abgedunkelten Setting hörten, triggerte mich. Ich brach in Tränen aus. Anschließend verspürte ich ein gutes Gefühl, da ich den Gefühlen, die in mir waren, einen Raum gegeben und sie herausgelassen habe. In der Kochgruppe hatte ich mir gemeinsam mit Mitklient:innen ein Rezept überlegt. Die erforderlichen Lebensmittel kauften wir mit einer Betreuungsperson ein. So wurde die Kochgruppe mit einem Einkaufstraining in Verbindung gebracht. Ich lernte, Nahrungsmittel einzukaufen, die ich normalerweise vermieden habe, und vor einem Regal zu stehen, ohne lange mit diesem Jemanden in meinem Kopf zu diskutieren. Der Spaß am gemeinschaftlichen Kochen beziehungsweise Backen unterstützte mich, wieder Freude am Essen zu entwickeln (→ Kapitel *Ernährungstherapie*).

In den zwei- bis dreimal wöchentlich stattfindenden psychotherapeutischen Einzeltherapiestunden wurden belastende Gefühle, Vergangenes und auch die Klinikerlebnisse thematisiert und aufgearbeitet. Dazu werden im Kapitel *Psychotherapie* einige der psychotherapeutischen Möglichkeiten näher beschrieben.
Die schrittweise erlaubten Bewegungsangebote, wie zum Beispiel die Teilnahme am Schwimmen, führten dazu, dass ich ein gesundes Gefühl für die Balance zwischen Energieverbrauch und -zufuhr bekam.
Andere Therapieformen, beispielsweise das autogene Training, brachten mir Entspannungstechniken näher, die für mich passend und geeignet waren, sodass ich anstelle des gestörten Essverhaltens eine andere Form der Problembewältigung lernen konnte.

Meine Ratschläge für ...

... Betroffene

Während meines Aufenthaltes in der Klinik und in der Zeit danach war mein Tagebuch mein stetiger Begleiter. Das Schreiben ermöglichte mir, ehrlich über meine Gefühlswelt und meine damalige Situation zu reflektieren, meine Gedanken besser einzuordnen, meine Ängste und Belastungen nicht nur bei mir zu halten und mich auf mich selbst zu fokussieren.
Meinen Gefühlen verlieh ich ebenfalls durch das Schreiben von Gedichten und ähnlichen Texten Ausdruck. In einer Krankheitsphase, in der es mir einigermaßen gut ging, schrieb ich zum Beispiel ein Gedicht, in dem ich die positiven Aspekte und die Einzigartigkeit des Lebens betonte. Mein Gedicht motivierte mich in Phasen, in denen es mir nicht gut ging, und half mir, für das zu kämpfen, was mir wichtig war.

Außerdem entwarf ich in meinem Genesungsprozess unabhängig von den Therapien eine Art Mindmap. Auf der einen Seite notierte ich, wie ich mich zum damaligen Zeitpunkt fühlte und was mich an mir störte, und auf der anderen Seite schrieb ich auf, welche Gefühle ich vermisste und was dafür verantwortlich war, dass ich traurig und sorgenvoll war. Die Anfertigung dieser Mindmap half mir, mir meine Situation vor Augen zu halten, mich zu motivieren und stärker als dieser Jemand in meinem Kopf zu sein.

Im Rahmen meiner Psychotherapie legte ich mir eine Notfallbox/Skillbox an. Ich verwandte viel kreatives Engagement auf die Gestaltung der kleinen Kiste und überlegte, welche Dinge mir in Momenten helfen können, in denen es mir nicht gut geht. In meiner Notfallbox lagen unter anderem ein Stressball, Fotos, Briefe und ein Intelligenzwürfel. Der Inhalt der Box lenkte mich in bestimmten Situationen ab und half mir, weiterhin meine Ziele vor Augen zu halten.
Die Kombination der verschiedenen Therapien und das Vorgehen der operanten Konditionierung ermöglichten mir eine Gewichtszunahme. Ich bekam das Gefühl, dass ich mit jedem weiteren Kilogramm wieder ich selbst wurde. Dadurch und ebenso durch die kennengelernten Freundschaften, die mir viele schöne und freudige Momente schenkten, wurde ich im Behandlungsverlauf krankheitseinsichtig.
Es ermöglichte mir, bewusst die Frage zu stellen, ob ich oder dieser Jemand in meinem Kopf in gewissen Situationen über mein Handeln bestimmen möchte. Das ist zum Beispiel in solchen Momenten der Fall, wenn ich im Supermarkt stehe und in eine innere Diskussion verwickelt bin, ob ich mir den einen Joghurt nun kaufe oder nicht, oder mich bei einem Restaurantbesuch der inneren Frage stelle, was ich mir zum Essen bestellen möchte. Das bedeutet, dass ich diesen Jemand in den entsprechenden Situa-

tionen aktiv wahrnehme und dann kann ich ganz bewusst in die Entscheidung gehen, wer nun gewinnen soll – lasse ich die Erkrankung siegen oder höre ich auf das, was ich möchte und was mir mein Körper sagt. Die erworbene Strategie hielt mir deutlich vor Augen, dass ich keine Verliererin bin und auch nicht sein möchte. Diese **Strategie** des Bewusstmachens beziehungsweise diese **Vorstellung** *(Wem möchte ich jetzt in diesem Augenblick mehr Raum geben – mir oder diesem Jemanden?)* habe ich mir in der Konfrontation mit meinem Alltag selbst angeeignet.

Ein weiterer persönlicher Rat von mir ist, sich **nicht zu Hause zu wiegen** und die häusliche Waage verstecken zu lassen oder zu entsorgen. Die Möglichkeit, jederzeit sein Gewicht kontrollieren zu können und der daraus resultierende Wiegezwang stellen eine zusätzliche Belastung dar.

Eine entscheidende Rolle in meinem Genesungsprozess spielte auch die Freundschaft zu einem anorektischen Mitklienten. **Freundschaften und Liebe** können bedeutsame Aspekte im Hinblick auf die Gesundung sein.

Andere Betroffene berichteten mir, dass es ihnen ebenfalls geholfen hat, die **Struktur**, die die Klinik bot, im häuslichen Umfeld weiterzuführen. Es kann für Sicherheit sorgen, die Anzahl und die Uhrzeiten der Mahlzeiten erst einmal beizubehalten. Auch können anfängliche Unsicherheiten bezüglich der benötigten Energiemenge abgebaut werden, wenn Klient:innen nach der Entlassung über eine gewisse Zeit gleiche oder ähnliche Lebensmittelprodukte wie auf der Station zu sich nehmen. Es ist ebenfalls möglich, sich einen eigenen Plan in Anlehnung an den Stufenplan zu erstellen. Dies sollte am besten gemeinsam mit den ambulanten Psychotherapeut:innen erfolgen. So wird mit der Zeit ein Gespür für ein gesundes Essverhalten im häuslichen Umfeld erarbeitet, sodass derartige Unterstützungsmaßnahmen nach und nach abgebaut werden können.

... nahe Angehörige

Aufgrund der häufig fehlenden intrinsischen Motivation von anorektischen Klient:innen ist es vor allem bedeutsam, dass Angehörige Betroffene animieren, sich Hilfe zu holen und sie anzunehmen, oder diesen Schritt gegebenenfalls für Erkrankte übernehmen (zum Beispiel einen Termin bei Ärzt:innen oder Psycholog:innen vereinbaren oder zu Beratungsstellen begleiten). Angehörige machen sich in der Regel sehr große Sorgen, fühlen sich hilflos und sind oft auch überfordert. Sie möchten unterstützen, stoßen dabei jedoch an ihre Grenzen. Sinnvoll ist, dass Nahestehende ihre Sorgen und Ängste offen, ruhig und sachlich, ohne jegliche Vorwürfe mitteilen und dabei in der Ich-Form sprechen, z. B.: *„Mir ist aufgefallen, dass Du in der letzten Zeit weniger gegessen hast und*

Dich nach dem Essen häufig zurückziehst. Ich mache mir Sorgen um Dich. Brauchst Du etwas, kann ich Dir helfen? Ich höre Dir zu!"
Ebenso sollten keine voreiligen Diagnosen ausgesprochen werden. Diese Aufgabe liegt in der Verantwortung von Ärzt:innen.
Gespräche mit einem Erkrankten sollten möglichst nicht während einer Mahlzeit stattfinden. Den Klient:innen mit Liebe gegenübertreten und diese deutlich zeigen, Unsicherheiten und Sorgen offen ansprechen, Hilfe anbieten und daneben für einen gefüllten Kühlschrank sorgen – das ist das, was Angehörige tun können. Wichtig ist auch, die Beziehung aufrechtzuerhalten und in Kontakt zu bleiben, auch wenn die Beziehung zwischen Betroffenen und Angehörigen stark belastet ist. Wenn Betroffene ambulant und/oder stationär behandelt werden, sollten nahe Angehörige lernen, darauf zu achten, in Essenssituationen möglichst entspannt zu sein und dem Erkrankten die Verantwortung für sich selbst zu geben.
Zeigt das eigene Kind Auffälligkeiten, sollten Eltern nicht zögern, das Verhalten bei Kinderärzt:innen abzuklären – notfalls auch gegen den Widerstand des Kindes. Im letzteren Fall ist es enorm wichtig, nicht nachzugeben, weitere Gespräche mit dem Kind zu suchen, die eigenen Bedenken mitzuteilen, die Ernsthaftigkeit der Krankheit zu betonen und darauf hinzuweisen, dass keine Erkrankung mit Scham verbunden sein muss.
Wenn ein Kind in einer Familie an Essstörung erkrankt, wird der Alltag der Geschwisterkinder ebenfalls auf den Kopf gestellt. Eltern sollten Geschwister mit einbinden und ihnen verständlich erklären, an welcher Krankheit die Schwester oder der Bruder leidet und warum aus diesem Grund in der schweren Zeit die Aufmerksamkeit vermutlich besonders auf dem kranken Kind und dessen Heilung liegt. Um Zurückgezogenheit und das Gefühl der Ausgrenzung zu vermeiden, sollte auf eine offene und ehrliche Kommunikation zwischen allen Familienmitgliedern geachtet werden. Wenn gesunde Geschwisterkinder sich unzureichend beachtet fühlen, sollten sie es ebenfalls ehrlich den Eltern kundtun. Es muss eine Balance gefunden werden, für das erkrankte sowie für die gesunden Kinder da zu sein. Dem Zusammenhalt zwischen allen Familienmitgliedern wird eine sehr wertvolle Rolle für die Genesung zugeschrieben.
Dabei gilt in jedem Fall besonders, dass das eigene Leben nicht vergessen werden darf! Sich bewusst Zeit für sich selbst zu nehmen und etwas Gutes für sich zu tun, wirkt dem entgegen – auch, wenn es schwerfällt. Dabei können Selbsthilfegruppen und psychotherapeutische Maßnahmen auch für Angehörige hilfreich sein (→ Kapitel *Beratungs- und Selbsthilfeangebote*).

... Vertraute aus dem sozialen Umfeld (Freund:innen, Kolleg:innen, Partner:innen ...)
Meist reden Betroffene nicht offen über ihre Probleme. Stattdessen versuchen sie, diese über ihr gestörtes Essverhalten auszuhalten und sie zu kompensieren. Durch die

fehlende Krankheitseinsicht können anorektische Klient:innen meist auch nicht über dieses krankhafte Essverhalten sprechen. Das kann bei Freund:innen, Kolleg:innen, Partner:innen und anderen Bezugspersonen das Gefühl auslösen, eine schlechte, unzureichende Vertraute/ein schlechter, unzureichender Vertrauter zu sein. Vielleicht stellen sie sich die Frage: *„Habe ich ihr/ihm nicht das Vertrauen gegeben, mit mir über alles sprechen zu können?“* Sie sollten sich keine Vorwürfe machen, denn Betroffene können oft nicht über ihre Ängste und Sorgen sprechen. Wichtig ist, zu versuchen, der Person verständnisvoll gegenüberzutreten und die eigenen Sorgen um die Person offen mitzuteilen. Dabei sollten sie sich für Gespräche Zeit nehmen und das Zuhören und Verstehenwollen klar signalisieren. Oft erweist es sich als sinnvoll, Betroffene nicht direkt auf das verminderte Gewicht anzusprechen und damit zu konfrontieren, sondern zu erfragen, was auf der Seele lastet, ob Hilfe benötigt wird und/oder Gespräche erwünscht sind. Durch ein regelmäßiges, empathisches Nachfragen, ohne dabei aufdringlich und belehrend zu wirken, kann sowohl das Interesse an der Person als auch deren Wichtigkeit hervorgehoben und vermittelt werden. Beginnen Konversationen mit der Gewichtsproblematik oder mit damit direkt verbundenen Aspekten, besteht das Risiko, dass sich Klient:innen sofort verschließen und eventuell bestärkt oder getriggert werden. Vorliegende Schwierigkeiten dürfen nicht auf das Gewicht reduziert werden. Betroffene Menschen sollten in ihrer Ganzheit betrachtet werden.

Manche haben vielleicht das Gefühl, dass es nicht ausreicht, einfach „nur“ für den Menschen da zu sein – genau das ist aber wertvoll für die Erkrankten. Es muss sich bewusst gemacht werden, dass eine Änderung nur von der Person selbst ausgehen kann, dass sie selbst den Willen aufbringen muss, etwas zu verändern. Vertraute können nicht mehr machen, als füreinander da zu sein, Mut zu spenden, zuzuhören und bei der Hilfesuche zu unterstützen. Bei alledem sollte nicht vergessen werden, auch an sich selbst zu denken.

... Lehrer:innen; schulisches Umfeld

Da die Erkrankung ihren Häufigkeitsgipfel in der Adoleszenz hat, führe ich an dieser Stelle die Schule als gesonderten Punkt auf.

Beobachten und/oder spüren Lehrer:innen scheinbar pathologische Auffälligkeiten bei Schüler:innen, sollte in einem geschützten Rahmen, in einer vertrauensvollen und ruhigen Atmosphäre ein Gespräch mit den betreffenden Kindern und Jugendlichen geführt werden. Dabei sollten keine Bewertungen oder gar Zuschreibungen, sondern lediglich auffallende Verhaltensweisen mit den damit verbundenen Sorgen angesprochen werden. Zu Beginn des Gesprächs empfiehlt es sich, klar zu signalisieren, dass über jedes belastende Ereignis und/oder Gefühl gesprochen werden kann und Zeit dafür vorhanden ist, jedoch niemand dazu gezwungen ist. Ebenso sollte die

Lehrkraft zu verstehen geben, dass sie es aushalten kann, beziehungsweise ehrlich kommunizieren, wenn die eigene Psyche nicht stabil genug ist, um ein hilfreicher Gesprächspartner dafür zu sein. Besonders in einem solchen Fall sollten Schüler:innen ermutigt werden, mit belastenden Emotionen zu Personen zu gehen, denen sie vertrauen. Während des Gesprächs darf Mitgefühl – also eine empathische Anteilnahme – gezeigt werden. Mitleid sollte hingegen vermieden werden, da dadurch die betreffende Person in eine Opferrolle gedrängt wird und oft nicht auf einer gemeinsamen Ebene kommuniziert werden kann. Bei einem ernsthaften, gesundheitsgefährdeten Zustand von Schüler:innen müssen gemeinsam die nächsten Schritte besprochen werden, die es nun zu tun gilt. Hierzu zählen beispielsweise ein Elterngespräch und der Hinweis auf Beratungsstellen und die Schulsozialarbeiter:innen. Unangekündigte Elterngespräche gilt es – mit Ausnahme bei selbst- und fremdschädigenden Verhaltensweisen und lebensbedrohlichen Krankheitszuständen – eher zu vermeiden, um weiterhin das Vertrauen in involvierte Lehrkräfte aufrechtzuerhalten. Ebenfalls wichtig ist, zwischen dem Menschen und seinen Leistungen, denen in der Schule eine große Rolle zugeschrieben wird, zu unterscheiden.
Schon im Vorfeld kann der Stigmatisierung durch psychische Krankheiten entgegengewirkt werden, indem die Schüler:innen auf eine einfühlsame und gleichzeitig ernste Art und Weise für dieses Thema sensibilisiert werden können. Beispiele dafür stellen die „PriMa – Primärprävention Magersucht", die sich an Mädchen der sechsten Klasse richtet, das Programm „Torera – Kampf dem Stier" für Siebtklässler:innen und „STARK – Stationsarbeit zur Auffrischung" für Achtklässler:innen dar. Alle genannten Präventionsprogramme thematisieren ein gesundes Ess- und Bewegungsverhalten und klären über die Anorexia nervosa auf. Lehrkräfte, Mittlerpersonen und Studierende können das entsprechende Material kostenlos für unentgeltliche Zwecke nutzen (Link im Anhang). Darüber hinaus ist es ratsam, im Unterricht den Umgang mit Schönheitsidealen oder Idealvorstellungen sowie die Zusammenhänge von sozialem Druck und Gruppenzwängen zu thematisieren und diese kognitiv und emotional bei den Schüler:innen ins Bewusstsein zu rücken.
Ein selbstreflektiertes und auf sich achtendes Handeln seitens der Lehrer:innen sowie ein regelmäßiger Austausch mit den Kolleg:innen der Schule und die Teilnahme an themenbezogenen Fortbildungen sind weitere bedeutungsvolle Aspekte.

... für (angehende) Fachleute

Für eine gute Therapeut:innen-Klient:innen-Beziehung steht an erster Stelle Zeit, um Bindung und Vertrauen aufbauen zu können. Wenn sich Klient:innen gegenüber (angehenden) Fachleuten sicher fühlen und Vertrauen haben, ist es ihnen leichter möglich, sich zu öffnen und über Schwierigkeiten zu reden. Ein wirkliches Interesse am Verstehen und an der Genesung aufzuzeigen und zu kommunizieren ist dabei essenziell. Vertrauensfördernd sind in diesem Zusammenhang eine ruhige, geduldige Sprechweise und ein aktives Zuhören. Klient:innen sollten möglichst nicht in ihrem Redefluss unterbrochen werden.

Zudem ist es nützlich, die eigenen Motive zu kennen und zu hinterfragen, standhaft in Bezug auf die Schicksale zu sein und sich nicht von den Gefühlen der Klient:innen in dem Maße berühren zu lassen, dass es einem selbst nicht guttut.

Psychische Erkrankungen können ohne eigene Erfahrungen diesbezüglich schwer nachvollzogen werden. Aus diesem Grund hilft es, zu lernen, mit den Augen von Betroffenen zu sehen und ihre „Welten" hinzunehmen, nicht zu bagatellisieren und zu verstehen, dass mit der Essstörung verbundene Ängste und Gedanken zum Störungsbild dazugehören.

Im Gegensatz zu organischen Schädigungen, wie etwa einem Beinbruch, sind seelische, biopsychosoziale Störungsbilder oft schwerer messbar und liefern häufig keine eindeutigen, nachweisbaren Fakten über die Ursachen und dementsprechend über die Problemlösungen. Vielmehr bedarf es einer komplexen und individuellen Herangehensweise. Bedeutungsvoll ist an dieser Stelle also, seinen Blick nicht nur auf die medizinischen Parameter zu legen, sondern ebenfalls auf die Einzigartigkeit des Menschen und seinen gesamten Lebenshintergrund. Insofern sollten keine Muster, die durch Erfahrungen mit vorherigen anorektischen Klient:innen gesammelt wurden, routiniert eingesetzt werden. Dies gilt es sich bewusst zu machen und verstehen zu lernen. Ebenso sollte akzeptiert werden, dass es einer primär psychotherapeutischen Behandlung bedarf und die Psychopharmaka aufgrund unzureichender Studienlage zur Wirksamkeit bei einer ausschließlichen Anorexia nervosa (ohne komorbide Erkrankungen) eher eine nebensächliche Rolle spielen.

In der Regel handelt es sich um einen längerfristigen Genesungsprozess, weshalb ein geduldiges Vorgehen seitens der Fachleute wesentlich ist. Dahingehend sollten die Wünsche der Angehörigen nach schnellen Therapieerfolgen Fachleute nicht unter Druck setzen. Vielmehr ist es ratsam, Angehörige verständlich aufzuklären und in die Behandlung mit einzubeziehen.

Des Weiteren muss hingenommen werden, dass anorektische Klient:innen meistens – insbesondere zu Therapiebeginn – noch nicht für sich, sondern eher für alle anderen und „für die Klinik" zunehmen. Dies verdeutlicht, dass im Behandlungsverlauf gemeinsam mit den Klient:innen zunächst eine Krankheitseinsicht sowie ein neues, gesundes Essschema erarbeitet werden sollte, damit sie eine Gewichtszunahme als Erfolg für sich selbst wahrnehmen können und ein bewusstes Verständnis für eine ausgewogene Ernährung erhalten und sie auch umsetzen können. Demzufolge ist es wichtig, nicht nur eine Gewichtszunahme zu fokussieren, sondern ebenso die Denkweise zu berücksichtigen, Zugang zu dieser zu schaffen, um sie positiv verändern zu können. Sprich, eine ausschließliche Behandlung des medizinischen Wertes „Gewicht" löst in der Regel nicht die dahinterstehenden Probleme und gewährleistet somit keine Gewichtsstabilisierung außerhalb eines Klinikaufenthaltes.

Desgleichen ist ein ausreichend geschultes und interdisziplinäres Personal, das in ständigem Austausch zueinander steht, sehr bedeutungsvoll. Weiterhin sollten Fachleute regelmäßig an Fortbildungen teilnehmen. Ein häufiger Wechsel des Personals ist kontraproduktiv und sollte eher vermieden werden, um eine gute Bindung zu den Klient:innen aufbauen zu können und ihnen somit Sicherheit und Vertrauen zu ermöglichen, was wiederum eine offene Kommunikation über vorliegende Probleme erleichtert. Feste Bezugspersonen tragen ebenso dazu bei.

(Angehende) Fachleute müssen sich von den Schicksalen der Betroffenen abgrenzen können. Da der Häufigkeitsgipfel der Anorexia nervosa im Kinder- und Jugendalter liegt, werden oft Kinder und Jugendliche behandelt. Dies stellt für viele nochmals eine zusätzliche emotionale Belastung dar. Daher gilt auch hier, auf die eigene Psyche zu achten und Gesprächspartner:innen zu haben, mit denen unbefangen über Erlebnisse und belastende Gedanken gesprochen werden kann. Dabei muss jedoch die Schweigepflicht beachtet werden. Die Teilnahme an Supervisionen ist empfehlenswert.

Abschließend zu diesem Kapitel möchte ich betonen, dass in jedem Fall zwischen dem Menschen selbst und der Anorexia nervosa unterschieden werden muss und die Person hinter der Erkrankung nicht vergessen werden darf!

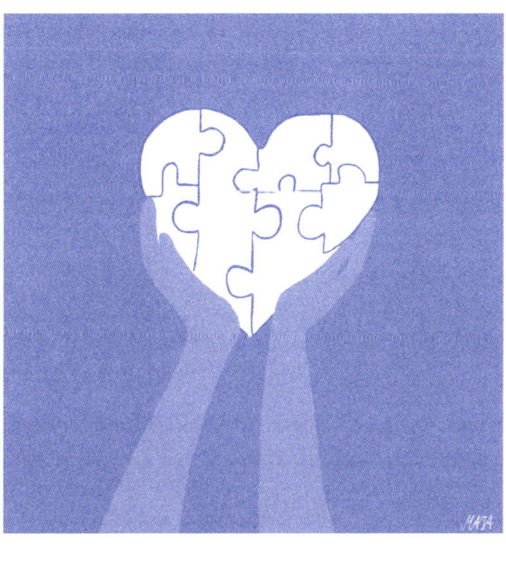

| Therapiemöglichkeiten

In diesem Kapitel möchte ich noch einmal einen Überblick über mögliche Behandlungsmaßnahmen bei Anorexia nervosa – unabhängig von meinen eigenen Erfahrungen – geben.

Grundsätzlich sind ambulante, teilstationäre und stationäre Therapiemaßnahmen möglich. Diese Behandlungsformen gehen häufig ineinander über, müssen es jedoch nicht zwangsläufig.
Eine Therapie erfolgt vor dem Hintergrund eines interdisziplinären Teams, zum Beispiel bestehend aus Ärzt:innen, Psychotherapeut:innen, Sozialarbeiter:innen, Ernährungsberater:innen, Pflegekräften, Ergotherapeut:innen und weiteren Therapeut:innen. Diese Vorgehensweise erfordert stetigen Austausch untereinander. Zur Vermeidung einer Chronifizierung wird eine frühestmögliche und konsequente Behandlung angestrebt.
Da anorektische Klient:innen meist über keine intrinsische Motivation für eine Gegensteuerung verfügen, bedarf es zum Therapiebeginn häufig der Unterstützung aus dem sozialen Umfeld.

Die Behandlung der Anorexia nervosa zielt in der Regel auf folgende Aspekte ab:

- Normalisierung des Gewichts und des Essverhaltens
- Therapie der körperlichen Folgeerscheinungen
- Therapie der vorliegenden Probleme und psychosozialen Schwierigkeiten
- Soziale Integration
- Verbesserung der Lebensqualität

In den nächsten Unterkapiteln gehe ich auf einige Therapieansätze genauer ein, wobei eine gute Therapeut:innen-Klient:innen-Beziehung die Grundlage jeder Therapie bildet. Darüber hinaus existieren noch weitere Möglichkeiten.

Psychotherapie

Psychotherapie wird bei der Behandlung von anorektischen Klient:innen als Leistung der Krankenkassen bezahlt. Viele Psychotherapeut:innen arbeiten vor dem Hintergrund des biopsychosozialen Modells. Grundlage dieses Gesundheits- beziehungsweise Krankheitsmodells bildet ein holistisches Krankheitsverständnis. Das bedeutet, dass der Mensch ganzheitlich und Krankheitsursachen multifaktoriell betrachtet wer-

den. Therapeut:innen fokussieren nicht nur die Symptomatik, sondern berücksichtigen auch äußere Faktoren, wie zum Beispiel das schulische oder berufliche Umfeld.
Daraus geht hervor, dass in der Regel symptombezogene, medizinische und psychologische Elemente Bestandteile einer psychotherapeutischen Behandlung darstellen. Ein – wie in meiner Krankheitsgeschichte bereits beschriebener – *Verhaltenszielvertrag* mit Stufenplan zählt dabei zu den symptombezogenen Therapiebausteinen. Solche Vereinbarungen zwischen Therapeut:innen und Klient:innen und gegebenenfalls mit dessen gesetzlichen Vertreter:innen können auch andere Bezeichnungen haben, wie zum Beispiel Gewichtsvertrag. Die Vereinbarungen vermitteln transparente Regeln und Strukturen, die es einzuhalten gilt. Einerseits verschafft dies Sicherheit, andererseits werden klare Vorgaben aber auch benötigt, um diesen Jemanden im Kopf zu besiegen. Die deutlich einsehbaren Etappenziele verstärken die Motivation der Klient:innen und melden den Therapeut:innen den Therapiestand zurück. Die vorgegebene wöchentliche Gewichtszunahme in solchen Verträgen umfasst in einer ambulanten Therapie in der Regel zwischen 200 – 500 Gramm. Im stationären Setting beträgt die erforderliche Gewichtszunahme meist zwischen 500 – 1.000 Gramm pro Woche.
Die medizinische Betreuung beinhaltet unter anderem regelmäßige Gewichtsmessungen sowie Kontrollen der Kreislaufparameter und Laborwerte.
Aus verschiedenen Studien gehen insbesondere fünf psychotherapeutische Verfahren hervor, die sich bei der Behandlung von Anorexia nervosa als wirksam gezeigt haben. Sie bilden die psychologische Komponente. Bei erwachsenen Klient:innen sind es folgende:

Die **erweiterte kognitive-behaviorale Therapie (CBT-E)** stellt eine für Essgestörte weiterentwickelte Form der kognitiven Verhaltenstherapie dar. Sie befasst sich mit den Denkmustern und dem daraus resultierenden Verhalten des Menschen. In diesem Fall mit dem krankhaften Essverhalten. Ziel ist es, schädigende und negativ geprägte Gedankenprozesse zu erkennen, zu hinterfragen und umzuformen sowie Bewältigungsstrategien zu erlernen.

Die **fokale psychodynamische Therapie (FPT)** widmet sich den tiefer liegenden Gründen der Erkrankung und der Beziehungsgestaltung. Die Psychoanalyse dient als Basis für die Entwicklung dieses Verfahrens.

Im **Maudsley Model of Anorexia Nervosa Treatment (MANTRA)** sind vier Faktoren, die die Anorexia nervosa aufrechterhalten, wesentlich. Diese werden im Folgenden in Anlehnung an die S3-Leitlinie Diagnostik und Behandlung von Essstörungen beschrieben:

- Ein festgefahrenes und auf Details bedachtes Denken, das mit ängstlichen Gefühlen verknüpft ist.
- Ein gestörter Umgang mit den eigenen Emotionen und mit den Emotionen anderer (gestörte sozio-emotionale Fähigkeiten).
- Die positiv besetze Einstellung der Betroffenen zur eigenen Anorexia nervosa, weil durch die Erkrankung belastende Gefühle kompensiert und somit Kontroll- und Sicherheitsgefühle vermittelt werden können.
- Belastende Verhältnisse zu und/oder unangemessenes Verhalten von vertrauten Personen.

Ergänzend zu den genannten Faktoren begünstigen laut MANTRA zwanghafte und ängstliche Charaktereigenschaften die Aufrechterhaltung der Anorexia nervosa.
All diese Aspekte werden zeitgleich in die Therapie eingebunden.

Das praxisorientierte **Specialist Supportive Clinical Management (SSCM)** zielt vor allem auf eine Normalisierung des Essverhaltens ab.

Die **familienbasierte Therapie (FBT)** oder auch **Maudsley-Familientherapie** wird bei der Behandlung von anorektischen Kindern und Jugendlichen priorisiert. Dieses Verfahren ist insbesondere im angelsächsischen Raum fest etabliert. Die Eltern der betroffenen Kinder/Jugendlichen werden dabei aktiv in die Behandlung integriert und als wichtig für eine wirksame Therapie erachtet. Die FBT gliedert sich in drei Phasen. In der ersten Phase steht eine Gewichtsnormalisierung des/der Erkrankten im Vordergrund. Dabei werden die Eltern zu einem Verhalten angeleitet, das dem Vorgehen der Therapeut:innen und des Pflegepersonals in stationären Einrichtungen ähnelt. Ebenso wird ein Augenmerk auf die Beziehungen zu den Geschwisterkindern und Freund:innen beziehungsweise Schulkamerad:innen gelegt. In der zweiten Phase wird dem erkrankten Kind/Jugendlichen allmählich Selbstverantwortung für sein Essverhalten übergeben. Die dritte und letzte Phase zielt darauf ab, dass betroffene Kinder und Jugendliche eine gesunde, dem Alter entsprechende Haltung und Entwicklung erreichen.

Um bei allen dargelegten möglichen Psychotherapieverfahren die Therapiebereitschaft und -motivation sowie die Krankheitseinsicht der Klient:innen zu verstärken, kann eine Psychoedukation erfolgen. Dabei werden Betroffene und Nahestehende verständlich über die vorliegende Erkrankung aufgeklärt. Das daraus resultierende bessere Verständnis kann dazu führen, dass sich die Hilflosigkeit des sozialen Umfeldes verringert.

Im Falle einer stationären Behandlung vereinbaren Kliniken vor Behandlungsbeginn ein Zielgewicht für die Klient:innen. Bei Erwachsenen wird in der Regel ein Body-Mass-Index (BMI) von mindestens 18,5 kg/m² angestrebt. Bei Kindern und Jugendlichen liegt das Zielgewicht mindestens bei der 10. BMI-Perzentile, besser jedoch bei der 25. BMI-Perzentile. Um Rückfällen vorzubeugen, wird im letzten stationären Therapieschritt eine gewisse Zeit der Gewichtsstabilisierung empfohlen, bevor die Klient:innen entlassen werden.

Ergänzende Behandlungsverfahren

Ernährungstherapie

In der Ernährungstherapie wird sich mit einer gesunden und ausgewogenen Ernährung auseinandergesetzt. Dabei wird aufgezeigt, wie wichtig diese für den Körper ist. Es wird vermittelt, welche Nährstoffe für uns essenziell sind und wie sie im Körper wirken. Essensprotokolle und -pläne können Betroffenen helfen, sich einer gesunden und „normalen" Ernährung anzunähern und ein Gespür dafür zu entwickeln. Außerdem werden vermiedene Lebensmittel (= hochkalorische Lebensmittel, die die Erkrankten für sich als „verboten" bezeichnen), Spontanität im Essverhalten und der erforderliche Energiebedarf für körperliche und geistige Anforderungen besprochen und verständlich erklärt. Therapeut:innen können gemeinsam mit Klient:innen individuelle Gegenmaßnahmen entwickeln, um diesen Aspekten kleinschrittig näher zu kommen und der gestörten Nahrungsaufnahme entgegenzuwirken. Kochgruppen und ein gemeinschaftliches Essen mit der Familie, mit Freund:innen oder Mitklient:innen stellen einen Alltagsbezug her und fördern das eigenständige und gesunde Planen und Zubereiten sowie das selbstständige und angemessene Portionieren von Mahlzeiten.

Körperorientierte Therapieverfahren

Die mit der Erkrankung einhergehende Körperschemastörung kann durch Methoden der Körpertherapie therapeutisch angegangen werden. Dementsprechend zielt diese Behandlungsform auf eine Verringerung von belastenden, negativen körperbezogenen Gedanken und Gefühlen ab, um die Selbstbewertung, die bei anorektischen Klient:innen oft vom Gewicht abhängig ist, zu verbessern und weniger stark mit dem Gewicht in Zusammenhang zu bringen.

Dabei gibt es Methoden, bei denen sich die Klient:innen intensiv mit ihrem Körper auseinandersetzen und mit diesem direkt konfrontiert werden. Dazu zählen **Körperkonfrontationsübungen**, bei denen zum Beispiel mit einem Spiegel, mit Fotos oder Videos gearbeitet wird. Ein weiteres konfrontatives Verfahren ist das Körperumrissbild. Dabei

zeichnen Betroffene auf einem Papier, das von der Größe ihrer Körpergröße entspricht, ihren Körperumriss so auf, wie sie ihn wahrnehmen. Anschließend legen sie sich in ihre gemalten Umrisse und die Therapeut:innen markieren die realen Körperproportionen nach. Durch diese beispielhaft genannten Konfrontationsübungen setzen sich Erkrankte direkt mit ihrem Körper und den damit verbundenen Sorgen auseinander. Dies kann der Angst vor einer Gewichtszunahme entgegenwirken.
Daneben gibt es Methoden, die weniger konfrontativ arbeiten und insbesondere das positive Körpererleben und die Körpererfahrungen stärken. In der **Konzentrativen Bewegungstherapie (KBT)** wird die Wahrnehmung auf die Erinnerungen der Klient:innen gelenkt, die sich auf körperlicher Ebene ausdrücken. Vergangenes kann somit wieder ins Bewusstsein gelangen, routiniertes Handeln kann unterbrochen, neue Erfahrungen können ermöglicht und erprobt werden. Dabei sind Wahrnehmung und Bewegung wichtige Therapieelemente – beispielsweise ist es möglich, sich selbst durch verschiedene Gangarten oder durch das Beklopfen des eigenen Körpers bewusst wahrzunehmen. Ebenso können verschiedene Gegenstände (zum Beispiel Handtücher, Steine, Seile) und Personen in der Behandlung eingesetzt werden, mit denen beispielsweise bestimmte Situationen szeniert werden können. Auf diese Weise können Objekte einen symbolisierten Bedeutungsgehalt darstellen. Anschließende Gespräche reflektieren die in der KBT gewonnenen Erfahrungen. Aus dieser Beschreibung geht ein Zusammenspiel von Körper und Seele hervor, das auch in der körperorientierten **Feldenkrais-Methode** im Vordergrund steht. Die KBT, die Feldenkrais-Methode sowie autogenes Training, Atemübungen und musikalisches Bewegen sind Beispiele für das weniger konfrontative, körperorientierte Therapieverfahren.
Bedeutsam bei beiden Vorgehensweisen ist zum Teil auch die Kommunikation über das eigene Körpererleben vor, während und nach einer Übung. So wird es den Klient:innen zunehmend ermöglicht, einen Zugang zu sich und ihrem Körper zu finden und diesen zuzulassen. Ebenfalls können sie ihre Situationen und Einstellungen zu ihrem Körper aus einer anderen Perspektive bzw. auf der Metaebene betrachten und sich so ein Stück weit von ihren Problemen, den eigenen Körper anzunehmen, distanzieren.

Ergotherapie

Im Rahmen einer ergotherapeutischen Behandlung nehmen insbesondere die ausdruckszentrierte und die wahrnehmungszentrierte Methode einen großen Stellenwert ein.
Anhand der **ausdruckszentrierten Methode** können Gefühle, Emotionen und Gedanken zum Beispiel durch kreativ-gestalterisches Tun und Handeln oder den Einsatz von Musik zum Ausdruck gebracht werden. So können innere, psychodynamische Konflikte integriert werden. Hierbei ist der Schaffensprozess wesentlich. Das Tagebuch- und

Gedichteschreiben kann ebenfalls zur ausdruckszentrierten Methode gezählt werden. Es fördert vor allem die Kontaktfähigkeit zu sich selbst, die Selbstwahrnehmung, die emotionalen Fähigkeiten sowie die Selbstreflexionsfähigkeiten. Diese Methode steht in enger Beziehung zur **Kunst- und Musiktherapie**. Im Rahmen der Behandlungsmethode kann sich ebenfalls die körperzentrierte Gestaltung positiv auf die Genesung auswirken. Dabei wird es Klient:innen ermöglicht, in ihren eigenen Körper hineinzuspüren und sich intensiv mit diesem auseinanderzusetzen. Ziel dabei ist, eine verbesserte Körpereigenwahrnehmung zu erarbeiten, sodass Betroffene darüber hinaus lernen können, sich in ihrem eigenen Körper anzunehmen und zu akzeptieren. Die körperzentrierte Gestaltung strebt weiterhin an, dass Betroffene ihren Körper und ihre Körpergrenzen positiv wahrnehmen können. Demnach kommt sie der Körpertherapie (→ Kapitel *Körperorientierte Therapieverfahren*) nahe.
Mit fließendem Übergang dazu zielt die **wahrnehmungszentrierte Methode** bei anorektischen Klient:innen auf die Verbesserung der Eigenwahrnehmung (Körperwahrnehmung und Sinnesqualitäten) ab. Auch dabei können zum Beispiel Ansätze aus der Körpertherapie (→ Kapitel *Körperorientierte Therapieverfahren*) angewandt werden.

Als weitere Behandlungsmethode kann z. B. auch die **interaktionelle Methode** eingesetzt werden. Sie eignet sich zur Förderung sozialer Kompetenzen, Beziehungs- und Kommunikationsfähigkeiten, Interaktionsfähigkeiten und zur Verbesserung der Selbst- und Fremdwahrnehmung. Diese Methode findet vorwiegend in einem paar- oder gruppentherapeutischen Setting statt.

Das Arbeiten mit der **alltags- und lebensweltzentrierten Methode** hilft bei der (Wieder-)Eingliederung in die Schule/in den Beruf, beim Herausfinden und Umsetzen von geeigneten Freizeitaktivitäten sowie beim Erarbeiten und Umsetzen einer angemessenen Selbstversorgung. Innerhalb des zuletzt genannten Aspektes können beispielsweise ein Einkaufstraining oder das Zubereiten von Mahlzeiten durchgeführt werden.

Zudem kann auch die **kompetenzzentrierte Methode** in der Ergotherapie genutzt werden. Sie strebt die Förderung von verloren gegangenen oder unzureichenden Kompetenzen an. In Bezug auf die Erkrankung Anorexia nervosa ist an dieser Stelle besonders die Förderung der Kompetenz des Selbstwertgefühls/Selbstvertrauens bedeutsam.

Ebenfalls können im Rahmen der ergotherapeutischen Behandlung **individuelle Copingstrategien (Bewältigungsstrategien)** erarbeitet und umgesetzt werden. An dieser Stelle können Achtsamkeitsübungen zum Tragen kommen. Hier lässt sich das achtwöchige Achtsamkeitstrainingsprogramm MBSR (Mindfulness-based stress reduction) erwähnen, welches nachweislich gesundheitsfördernd und stressreduzierend wirkt. Ein weiteres Beispiel für Achtsamkeitsübungen ist, die eigene Aufmerksamkeit bewusst auf eine bestimmte Farbe im Raum oder auf Geräusche in der Umgebung zu lenken. Entspannungsübungen, die Progressive Muskelentspannung nach Jacobson, Atemübungen und „Nein sagen lernen“ können ebenfalls zur Psychohygiene und zur Stabilisierung von Resilienz beitragen. Im Anhang findet sich dazu ein Link mit entsprechenden Möglichkeiten und Anregungen.

Des Weiteren können **gestalttherapeutische Interventionen** die Behandlungsmöglichkeiten ergänzen.

Bei alledem ist es wichtig, Angehörige einzubeziehen, weshalb auch Angehörigenarbeit, zum Beispiel durch Beratung und Gesprächstherapie, durchgeführt werden kann.

Zwangsbehandlung

Da Anorexia nervosa eine sehr ernst zu nehmende Störung ist, die tödlich enden kann, und Klient:innen sich dessen meistens nicht bewusst sind, sind in gewissen Fällen Zwangsmaßnahmen erforderlich, um das Überleben zu gewährleisten. Anorektische Klient:innen in einem sehr ernsten, lebensbedrohlichen Zustand, die trotz alledem eine medizinische, ambulante und/oder stationäre Behandlung ablehnen oder verweigern, können Zwangsbehandlungen erfahren. Dabei muss auf eine strikte Einhaltung von gesetzlichen Vorschriften und zivilrechtlichen Rahmenbedingungen geachtet werden. Eine solche Behandlung dient vor allem dem Schutz der Betroffenen, damit sie am Leben bleiben. Neben einer Zwangseinweisung in eine Klinik zählt auch eine Zwangsernährung/Zusatzernährung zu den möglichen Zwangsmaßnahmen. Dies kann zum Beispiel durch eine hochkalorische Flüssignahrung (beispielsweise mit Fresubin®) erfolgen. Auch eine Magensonde zählt zu solchen Zwangsernährungsmaßnahmen. Dabei wird ein Schlauch über die Nase oder den Mund eingeführt und zum Magen vorgeschoben. Eine weitere Möglichkeit stellt ein Zugang durch die Bauchdecke in den Magen (sog. PEG-Sonde) dar. Nähere Informationen darüber sind im Anhang zu finden.

Pharmakotherapie

Bislang weist die Studienlage (noch) keine nachweisbaren Belege für eine wirksame Pharmakotherapie bei Klient:innen mit Anorexia nervosa auf. Komorbide körperliche und psychische Erkrankungen sind davon ausgenommen – so kann es beispielsweise ratsam sein, dass Klient:innen, die neben der Essstörung auch unter einer Depression leiden, ein Antidepressivum einnehmen oder Klient:innen mit einer begleitenden Psychose ein Neuroleptikum. Aufgrund der häufig bestehenden Mangelerscheinungen als körperliche Folge der Magersucht werden oft Multivitaminpräparate empfohlen.

Gewisse Psychopharmaka können als Nebenwirkung eine Gewichtszunahme verursachen. Als Beispiele lassen sich an dieser Stelle Zyprexa® mit dem Wirkstoff Olanzapin (atypisches Neuroleptikum) oder Mirtazapin, zu den tetrazyklischen Antidepressiva zählend, nennen. Hierbei besteht das Problem, dass Klient:innen meistens die Einnahme verweigern, wenn sie sich dieser Nebenwirkung bewusst sind. Bei Kindern und Jugendlichen ist als einziges Antidepressivum das Fluoxetin zulässig. Dieses entfaltet bei Untergewicht in der Regel kaum eine bis keine Wirkung und kann als eine Nebenwirkung zu einer Appetitminderung führen. Die Einnahme anderer psychopharmazeutischer Medikamente bei unter 18-Jährigen wird als individueller Heilversuch angesehen – das bedeutet, dass die Ärzt:innen und die Pharmaindustrie für unerwünschte Nebenwirkungen keine Verantwortung übernehmen, diese wird den jeweiligen gesetzlichen Betreuer:innen zugeschrieben.

Beratungs- und Selbsthilfeangebote

In verschiedenen Kapiteln habe ich bereits auf den hohen Stellenwert von Beratungsstellen und Selbsthilfeangeboten für Betroffene und deren Angehörige hingewiesen. Im folgenden Abschnitt werden einige Beispiele genannt, kurz beschrieben und entsprechende Links für weitere Informationen aufgeführt.

Die **„Bundeszentrale für gesundheitliche Aufklärung" (abgekürzt BZgA)** ist eine Bundesoberbehörde des Bundesministeriums für Gesundheit. Ihre Aufgabe besteht größtenteils darin, über verschiedene Gesundheits- bzw. Krankheitsaspekte aufzuklären. Somit steht bei der BZgA die Präventivarbeit und Gesundheitsförderung, zum Beispiel durch verständlich formulierte Internetseiten, Aufklärungskampagnen und Programme, besonders im Fokus. Die BZgA widmet sich ebenfalls der Aufklärung von Essstörungen. Auf der dazugehörigen Internetseite werden viele Fragen zu diesem Thema beantwortet und Online-, Telefon- und Vor-Ort-Beratungen sowie Informationen zu Selbsthilfegruppen angeboten bzw. direkt zu diesen weitergeleitet. Dabei besteht auch die Möglichkeit, anonym zu verbleiben.
→ https://www.bzga-essstoerungen.de/

Der in elf Folgen dargestellte **interaktive Comic „Ninette: Dünn ist nicht dünn genug“** wird von der BZgA unterstützt. Das insbesondere für Kinder und Jugendliche ausgelegte Präventionsprojekt wurde mir und meinen Eltern von meinem Psychotherapeuten empfohlen. Ich kann dieses anschauliche Material zur Verdeutlichung der Ernsthaftigkeit der Anorexia nervosa weiterempfehlen.
→ https://ninette.berlin/mainsite/

Die **„Unabhängige Patientenberatung Deutschland“ (abgekürzt UPD)** dient als Beratungsanlaufstelle für unterschiedliche Fragen bei Unsicherheiten in verschiedenen Krankheitssituationen. Hier gibt es Antworten auf Fragen zur Krankenversicherung, aber auch Informationen zu psychotherapeutischen Aspekten können online, telefonisch oder vor Ort eingeholt werden.
→ https://www.patientenberatung.de/de

Die Internetseite des **„Bundesfachverbands Essstörungen“** bietet Informationen über die verschiedenen Formen der Essstörungen, zu Gegenmaßnahmen und Hilfestellungen an. Sie verweist u. a. auf Einrichtungen zur Beratung und Behandlung, auf Beratungsstellen, auf Wohngruppen, auf freie Therapieplätze und auf Ernährungsfachberater:innen.
→ https://www.bundesfachverbandessstoerungen.de/

Für die Suche nach benötigten Ärzt:innen und Psychotherapeut:innen ist die Webseite der **„Kassenärztlichen Vereinigungen in Deutschland“** hilfreich.
→ https://www.kbv.de/html/arztsuche.php

Die **„Weisse Liste“** unterstützt bei der Suche nach einer Klinik in Wohnortnähe. Nach der Eingabe des vorliegenden Störungsbildes und der Postleitzahl werden entsprechende Einrichtungen vorgeschlagen.
→ https://www.weisse-liste.de/

Der gemeinnützige Verein **„magersucht.de“** bietet auf seiner Webseite neben Informationen zur Krankheit auch eine Plattform zur Selbsthilfe für Betroffene und Angehörige sowie Austauschmöglichkeiten zwischen Erkrankten an. Zu finden sind dort Ratschläge für Außenstehende im Umgang mit der Anorexia nervosa sowie Erfahrungsberichte von Klient:innen.
→ http://magersucht.de/

Des Weiteren können als unterstützende Maßnahmen zur Therapie oder zur Überbrückung der Wartezeit auf einen Therapieplatz Online-Selbsthilfeprogramme und Apps hilfreich sein. Solche Angebote enthalten zum Beispiel weitere Informationen über Essstörungen, Übungsmaterialien für den Umgang mit der psychischen Erkrankung, wie z. B. Fragebögen oder Gedankentagebücher. Hierbei gilt es die Seriosität und Evidenz dieser Selbsthilfeprogramme zu beachten.

Tagesklinik und therapeutische Wohngruppen

Tagesklinik

Zu Therapiebeginn, bei aussichtsloser ambulanter Therapie, im Anschluss eines stationären Aufenthaltes oder bei chronischen Essstörungen kann eine tagesklinische Behandlung ratsam sein. Erkrankte wohnen in ihrem gewohnten Umfeld und besuchen unter der Woche tagsüber eine Tagesklinik. Indem dieses Therapiesetting eine stationäre Behandlung und das Alltagsleben im häuslichen Umfeld verzahnt, ermöglicht es Klient:innen einen schrittweisen Übergang in ihre soziale Umwelt mit den dazugehörigen Verpflichtungen und Aufgaben. Aufgrund der durch die Tagesklinik gewährleisteten engmaschigen Unterstützung kann eine Überforderung der Klient:innen vermieden und ein ständiger Austausch der Gefühle angeboten werden. Zunehmend können Betroffene so mehr Selbstständigkeit und Eigenverantwortung bei der Nahrungsaufnahme und den damit einhergehenden Problematiken erarbeiten, um schließlich auch außerhalb der Tagesklinik gesund leben zu können.

Therapeutische Wohngruppen

Wenn anorektische Kinder und Jugendliche nach einer stationären Therapie keine ausreichende und gesundheitsfördernde Unterstützung durch das häusliche Umfeld erhalten, kann der Einzug in eine therapeutische Wohngruppe in Betracht gezogen werden. Gleiches gilt für Erwachsene, die sich in einer problematischen Lebenssituation befinden und trotz ambulanter oder teilstationärer Behandlung große Schwierigkeiten haben, sich selbstständig zu versorgen und regelmäßig ausreichende Mahlzeiten einzunehmen. Diese Wohnform zielt auf eine etappenweise Umsetzung einer eigenständigen und eigenverantwortlichen Lebensführung unter Beachtung der eigenen Bedürfnisse und gesunder Bewältigungsstrategien bei auftretenden Schwierigkeiten außerhalb der Wohngruppe ab. Somit dient eine Wohngruppe der Stabilisation, als Ort, an dem Alltagsfähigkeiten und das Ausleben der (Körper-)Bedürfnisse erprobt und schrittweise (wieder-)erlernt werden können und der Vorbereitung auf ein selbstständiges Wohnen. Hinweise, wie diese erläuterten Einrichtungen bzw. Wohngruppen gefunden werden können, sind im Kapitel *Beratungs- und Selbsthilfeangebote* beschrieben.

| Die Zeit nach der Therapie

Meine Zeit nach der Therapie

Als ich nach einem viermonatigen Klinikaufenthalt entlassen wurde, prägte nicht nur die Freude auf mein häusliches Umfeld, sondern auch eine gewisse Angst meine Stimmung. Angst vor der Ungewissheit, wie ich mich in meinem gewohnten Alltag wieder eingliedere und zurechtkomme.
Mein stationärer Aufenthalt hatte mir zwar geholfen zuzunehmen und krankheitseinsichtig zu werden, trotzdem war ich zum Zeitpunkt meiner Entlassung noch nicht gesund. Ich musste mithilfe ambulanter Psychotherapie den Umgang mit meiner Erkrankung im Alltag erst noch lernen.

Zu Hause fiel mir die Einhaltung regelmäßiger und ausgewogener Mahlzeiten wieder zunehmend schwerer, weshalb ich nur wenige Wochen später erneut auf der Warteliste für eine zweite stationäre Behandlung stand. Ich wollte jedoch nicht noch einmal für eine längere Zeit von meiner Familie und von meinen Freund:innen getrennt sein. Zudem war es mir wichtig, in meiner Schulklasse bleiben zu können. Diese Aspekte gaben mir die Kraft, einen zweiten Klinikaufenthalt zu umgehen. Ich brauchte viel Zeit, um einen für mich angemessenen und gesunden Umgang mit meiner Erkrankung zu entwickeln. Die ersten zwei Jahre nach meiner Entlassung stellten für mich und meine Familie nochmals eine große Belastung dar, die von Höhen und Tiefen begleitet wurde. Mit der Zeit wurden die Abstände zwischen den einzelnen Arzt- und Psychotherapieterminen immer größer. Am Jahresende 2019 beschloss ich in Absprache mit meinem Kinderarzt und meinem Psychotherapeuten, dass eine weitere Behandlung nicht mehr nötig ist. Seither lebe ich ohne Arzt- und Therapiegespräche.

Heutzutage macht sich meine Vorgeschichte insofern bemerkbar, dass ich Süßigkeiten und süße Backwaren eher vermeide. Zudem ist meine Bewegungsaffinität seither größer. Bei alledem empfinde ich jedoch keinen Leidensdruck und ich halte eine gesunde Balance zwischen Energiezufuhr- und verbrauch.
Meine erworbenen Strategien verhelfen mir aufkommende negative Gedanken gut zu bewältigen. Meine Intention ist, keine zwanghafte, süchtige Gewichtsabnahme mehr erzielen zu wollen, sondern ein glückliches und gesundes Leben zu führen und diesem Jemanden in meinem Kopf keine Chance zur Dominanz zu geben!

In einem Satz komprimiert, beschreibe ich meinen aktuellen Gesundheitszustand wie folgt: „*Ich habe gelernt, mit meiner Krankheit umzugehen, ohne, dass sie über mich siegt.*“

Behandlungsdauer

Die Behandlungsdauer bei der Anorexia nervosa ist abhängig von der Individualität des Erkrankten. Zudem beeinflussen verschiedene äußere Faktoren die Länge einer Therapie bzw. eines Klinikaufenthaltes. Ein Aspekt ist beispielsweise der Beginn der Behandlung. Wird bereits bei anfänglichem gestörten Essverhalten Hilfe aufgesucht, ist die Wahrscheinlichkeit einer kürzeren Behandlungsdauer höher, als wenn der Therapiebeginn nach einer über Monate bis Jahre bestehenden krankhaften Nahrungsaufnahme liegt. Damit verbunden ist die Kontinuität der Therapie. Die Dauer hängt auch von der Krankheitseinsicht der Klient:innen ab. Ebenfalls tragen komorbide, also parallel zur Anorexia nervosa vorliegende Störungen dazu bei. Als weitere äußere Einflussfaktoren auf die Behandlungsdauer wirken sich auch die Unterstützung oder die fehlende bzw. mangelnde Unterstützung aus dem familiären und/oder freundschaftlichen Umfeld aus.

In der Regel werden 25 bis 50 ambulante Therapieeinheiten bei der Behandlung der Anorexia nervosa angesetzt. Eine Verlängerung ist dabei nicht ausgeschlossen und wird häufig genehmigt. Ein stationärer und teilstationärer Klinikaufenthalt umfasst durchschnittlich zwischen drei Wochen bis sechs Monate. Manche Klient:innen verbringen im Anschluss einer stationären Behandlung mehrere Monate bis mehrere Jahre in therapeutischen Wohngruppen.

Prognose

Grundsätzlich gilt: Je früher und konsequenter eine Behandlung durchgeführt wird, desto wahrscheinlicher sind die Heilungschancen und die Vermeidung einer Chronifizierung.

Häufig sind anorektische Klient:innen während einer Therapie sehr ambivalent. Bei einer mangelnden Krankheitseinsicht besteht ein größeres Risiko eines Behandlungsabbruches. Dies ist ein weiterer Aspekt, der bei der Prognose beachtet werden muss.

Allgemein ist die Rückfallquote bei der Anorexia nervosa sehr hoch. Fast die Hälfte der Klient:innen wird innerhalb des ersten Jahres nach der Entlassung aus einer stationären Einrichtung rückfällig. Der Langzeitverlauf von Klient:innen, die ambulant behandelt werden, weist eine Rückfallquote von etwa einem Viertel auf. Diese Daten verdeutlichen die Bedeutsamkeit einer Nachsorge nach einem stationären Klinikaufenthalt und einer konsequenten, ambulanten Therapie.

Daten des Statistischen Bundesamts belegen die hohe Sterblichkeit bei Essstörungen. 2019 starben 65 Menschen an einer Essstörung in Deutschland, wobei mindestens 45 von ihnen unter Anorexia nervosa litten. Im Vergleich zu gesunden Gleichaltrigen haben anorektische Klient:innen ein fünffach höheres Sterberisiko. Dabei nimmt die Suizidalität einen beträchtlichen Wert ein – jeder fünfte Betroffene nimmt sich durch suizidales Verhalten das Leben.

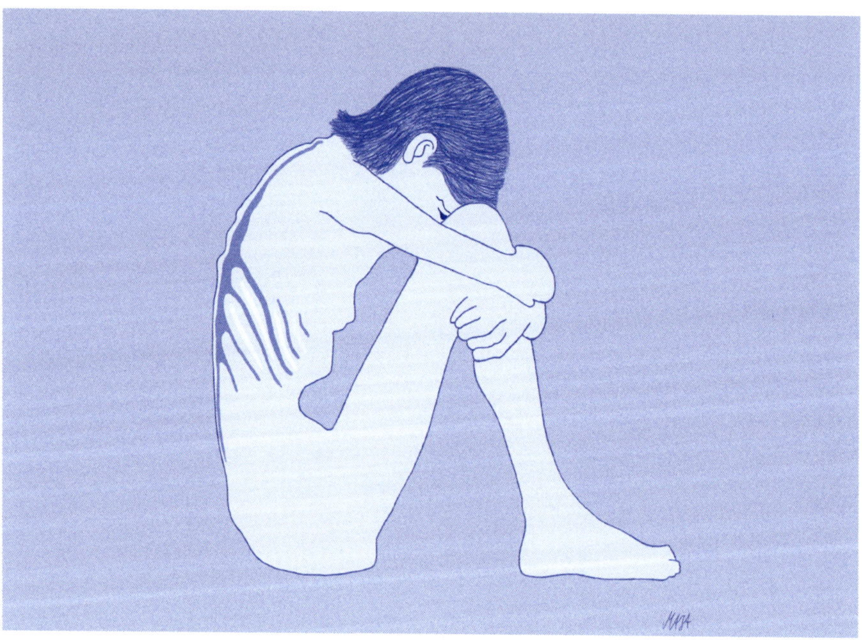

Nachwort

Ich freue mich, mit meinem Ratgeber einen Beitrag zur Aufklärung über das Störungsbild Anorexia nervosa zu leisten.

Ich möchte mich bei allen Personen bedanken, die mich während meiner Krankheit unterstützt und begleitet haben. Ein ganz besonderer Dank geht an meine Familie, die immer für mich da (gewesen) ist! Ebenfalls danke ich allen, mit denen ich mich während meines Schreibens darüber austauschte, sowie allen Leser:innen.

Ich möchte an dieser Stelle meinen Ratgeber mit einem Zitat (Autor unbekannt) abschließen, das für mich zu einer Art Lebensmotto geworden ist:

„Ich würde ja gerne ein paar Kilos verlieren.
Aber ich verliere nicht. Ich bin eine Gewinnerin."

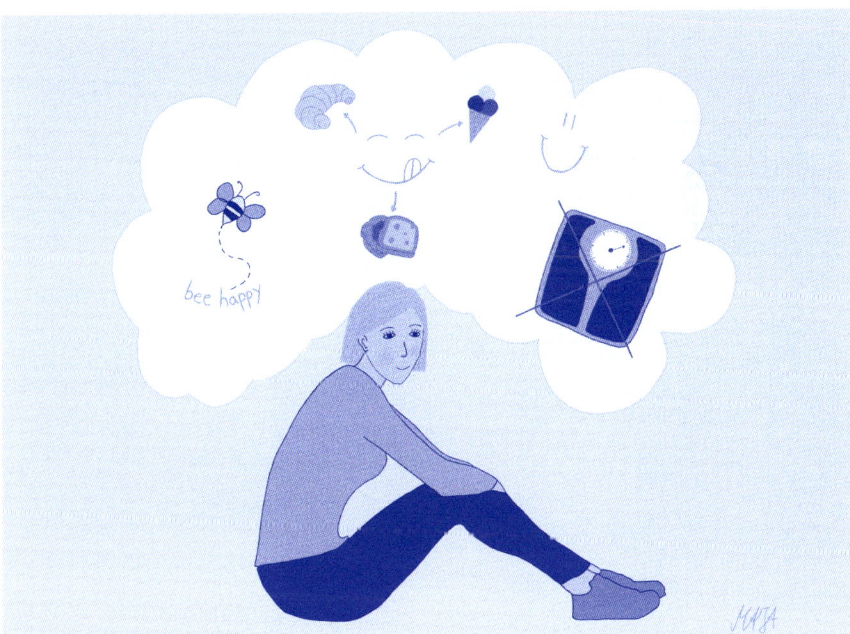

Internetadressen/Links zu den Kapiteln

Errechnung des BMI bei einem Erwachsenen:
→ https://www.tk.de/service/app/2002866/bmirechner/bmirechner.app

Errechnung der BMI-Perzentile bei einem Kind:
→ https://www.kinderaerzte-im-netz.de/mediathek/bmi-rechner/

Anregungen für Achtsamkeitsübungen/Skills:
→ https://www.klinikum-westmuensterland.de/rhede/wp-content/uploads/sites/3/2016/04/Konkrete-Skillsammlung.pdf

Präventionsprogramme für Schulen:
→ https://www.uniklinikum-jena.de/mpsy/Forschung/Abgeschlossene+Projekte/BMBF_+Essstörungen/PriMa+_+Co-p-812.html

Zwangsbehandlung/Zwangsmaßnahmen:
→ https://www.bzga-essstoerungen.de/fileadmin/user_upload/bzga-essstoerungen/downloads/210211_BZgA_Themenblatt_Zwangsbehandlung_RZ2_L2.pdf

| Quellenverzeichnis

Allgemein

AMBOSS (2020). Anorexia nervosa.
→ https://www.amboss.com/de/wissen/anorexia-nervosa

AWMF online (2020). S3-Leitlinie Diagnostik und Behandlung der Essstörungen.
→ https://www.awmf.org/uploads/tx_szleitlinien/051-026l_S3_Essstoerung-Diagnostik-Therapie_2020-03.pdf

BZgA, Bundeszentrale für gesundheitliche Aufklärung (2021). Essstörungen.
→ https://www.bzga-essstoerungen.de/

DocCheck Flexikon (2022). Anorexia nervosa.
→ https://flexikon.doccheck.com/de/Anorexia_nervosa

Wikipedia (2022). Anorexia nervosa.
→ https://de.wikipedia.org/wiki/Anorexia_nervosa

Konrad, M., Timmer, A. & Wortelkamp, S. (2020). Ergotherapie in der Psychiatrie (Kapitel: Ergotherapie in psychiatrischen Fachbereichen – Kinder- und Jugendpsychiatrie). Stuttgart: Thieme.
→ https://ergolink.thieme.de/e/buecher/193620104/193620104_6_62?q=Anorexia%20nervosa

BMI

Wikipedia (2022). Body-Mass-Index.
→ https://de.wikipedia.org/wiki/Body-Mass-Index

Pro Ana

BMFSFJ, Bundesministerium für Familie, Senioren, Frauen und Jugend (2022). Wer ist Ana? Verherrlichung von Essstörungen im Internet.
→ https://www.bmfsfj.de/resource/blob/95514/da7603d3d4dd81913497e739d1f9ec28/wer-ist-ana-verherrlichung-von-essstoerungen-im-internet-data.pdf

Erklärung, warum wir bei Hunger schnell gereizt sind

TK, Die Techniker (2021). „Hangry": wütend oder nur hungrig?
→ https://www.tk.de/techniker/magazin/ernaehrung/essen-und-wissen/hangry-wuetend-hungrig-2005196?tkcm=aaus

Körpertherapie

Behrens, S., Becker, S., Junne, F., Ziser, K., Zipfel, S. & Giel, K. (2019). Spiegelexposition bei Essstörungen – Schritt für Schritt.
https://www.thieme-connect.de/products/ejournals/abstract/10.1055/a-0858-1439

Konzentrative Bewegungstherapie:
→ https://de.wikipedia.org/wiki/Konzentrative_Bewegungstherapie
→ https://www.dakbt.de/ueber-kbt/was-ist-kbt

Feldenkrais-Methode:
→ https://www.feldenkrais.de/feldenkrais-methode/was-ist-feldenkrais/die-feldenkrais-methode/die-feldenkrais-methode

Achtsamkeitstrainingsprogramm MBSR:
→ https://www.mbsr-verband.de/achtsamkeit/mbsr

Wohngruppen

Wikipedia (2022). Wohngruppe.
→ https://de.wikipedia.org/wiki/Wohngruppe

Rückfallquote

Giel, K. & Schmidt, U. (2015). Rückfallprophylaxe bei Anorexia nervosa. In: Herpertz, S., de Zwaan, M. & Zipfel, S.: Handbuch Essstörungen und Adipositas. Berlin, Heidelberg: Springer, 349-353.
→ https://link.springer.com/chapter/10.1007/978-3-642-54573-3_45

Operante Konditionierung

Studifix (2022). Operate Konditionen.
→ https://studyflix.de/biologie/operante-konditionierung-2561

Therapie – psychotherapeutische Verfahren

Paracelsus Recovery (2021). Kognitive Verhaltenstherapie: Behandlung von Suchterkrankungen und Essstörungen.
→ https://www.paracelsus-recovery.com/de/blog-de/kognitive-verhaltenstherapie-behandlung-von-suchterkrankungen-und-essstorungen/

Wikipedia (2022). Maudsley-Familientherapie.
→ https://de.wikipedia.org/wiki/Maudsley-Familientherapie

Mündliche Quellen

Ich möchte mich nochmals bei allen Gesprächspartner:innen für die interessanten Konversationen bedanken.

- Dr. med. Janne Konrad, ärztliche Psychotherapeutin
- Dr. Jan Dreher, Facharzt für Psychiatrie und Psychotherapie und Chefarzt einer Fachklinik für Psychiatrie, Psychotherapie, Psychosomatik und Neurologie
- Malte Höners, Gymnasiallehrer
- Tobias Scheeren, Medizinstudent im 13. Semester
- meine ehemaligen anorektischen Mitklient:innen
- meine damaligen Schulfreund:innen